临床基因扩增检验技术 实践与管理

主 编 曾艳芬

中国科学技术出版社
·北 京·

图书在版编目（CIP）数据

临床基因扩增检验技术实践与管理 / 曾艳芬主编 . — 北京 : 中国科学技术出版社 , 2024.6
ISBN 978-7-5236-0749-7

Ⅰ . ①临… Ⅱ . ①曾… Ⅲ . ①基因扩量—医学检验 Ⅳ . ① R446.69

中国国家版本馆 CIP 数据核字 (2024) 第 096857 号

策划编辑	靳　婷　延　锦	
责任编辑	靳　婷	
文字编辑	魏旭辉	
装帧设计	佳木水轩	
责任印制	徐　飞	

出　　版	中国科学技术出版社	
发　　行	中国科学技术出版社有限公司	
地　　址	北京市海淀区中关村南大街 16 号	
邮　　编	100081	
发行电话	010-62173865	
传　　真	010-62179148	
网　　址	http://www.cspbooks.com.cn	

开　　本	787mm × 1092mm　　1/16	
字　　数	192 千字	
印　　张	9	
版　　次	2024 年 6 月第 1 版	
印　　次	2024 年 6 月第 1 次印刷	
印　　刷	北京盛通印刷股份有限公司	
书　　号	ISBN 978-7-5236-0749-7/R · 3279	
定　　价	98.00 元	

编著者名单

主　编　曾艳芬
副主编　陈发林
编　者　（以姓氏笔画为序）
　　　　李　瑶　吴泉明　陈发林
　　　　陈喜军　黄建刚　曾艳芬

内容提要

$\cdots\cdots\cdots\cdots\cdots\cdots\cdots\cdots\cdots\cdots\cdots\cdots\cdots\cdots\cdots\cdots\cdots$

本书立足于福建省临床检验中心长期的临床实践工作，结合近20年通过技术审核的300余家临床基因扩增检验实验室的情况及COVID-19大流行期间高频次的督导检查所积累的经验，从临床基因扩增检验实验室一线应用的角度出发，阐述了临床基因扩增检验技术实践与管理的基础知识、共性问题与难点。全书分为两篇，共5章，涵盖了临床基因扩增检验实验室的设计及建设、质量体系建设及质量保证、生物安全等内容。本书内容实用、阐释简洁、图文并茂，非常适合广大临床基因扩增检验技术人员及医学院校师生，特别是医学院校医学检验专业的初学者、基层医疗机构一线的临床检验工作人员参考学习。

序

  临床基因扩增检验技术是一项灵敏度、特异性均高的临床检验技术，目前已广泛应用于感染性疾病、肿瘤、遗传病、血液病、神经精神性疾病、器官移植、出生缺陷等方面的诊疗中，具有极大的临床应用价值。但是相对于临床生化、临床免疫等技术，临床基因扩增检验技术起步晚、自动化程度低，对实验室的设置及技术人员的能力均有较高的要求，并且涉及多个环节，影响因素多，需要有完善的质量保证体系来确保检验结果的准确性，因此，该技术在较长的一段时间内主要在三级及少部分二级医疗机构开展。自 2019 年 12 月以来，为满足 COVID-19 防控的需求，我省突击建设了大批临床基因扩增检验实验室，覆盖至基层医疗机构。这些基层医疗机构的实验室，在此之前多未开展临床基因扩增检验工作，其技术人员是未从事过分子生物学专业工作的检验人员，通过应急上岗证培训后参与到核酸检测的工作中，因此其在实验室的软硬件建设及人员专业技术能力上均存在不足。随着 COVID-19 防控策略的调整，目前部分实验室，尤其是基层医疗机构的实验室已停止核酸检测，大量实验室和设备停用，亟待开展其他检测项目。因此，合理整合、再利用资源，推广临床基因扩增检验技术的普及和应用，提高基层医疗机构基因检测能力，以及基层医疗机构的诊疗水平迫在眉睫。基于此，福建省临床检验中心依托日常工作的经验积累，整理并编写了本书，以期为从事临床基因扩增检验工作的同行提供帮助。

  本书立足福建省临床检验中心临床实践工作，结合福建省临床基因扩增检验实验室技术审核及疫情期间高频次的督导检查所积累的经验，以图表与示例相结合的方式介绍了临床基因扩增检验技术的临床实践与管理，文字简洁流畅，易于读者理解和掌握。本书作为一部实用工具书适合广大临床基因扩增检验人员及医学院校师生，特别是医学院校医学检验专业的初学者、基层医疗机构的一线临床检验工作人员参考学习。

福建省立医院 陈刚

前　言

　　随着检验医学的发展，临床基因扩增检验技术已成为现代医学诊疗中的重要方法之一。由于该技术具有高灵敏度和高特异性，同时易受污染等特点，故其在临床应用中面临更高的标准和要求。为此，国家卫生部于 2002 年下发了《临床基因扩增检验实验室管理暂行办法》，规定实验室技术人员需经培训，持证上岗，实验室需结合工作流程进行分区，并通过技术审核方可开展工作。福建省临床检验中心在近 20 年的人员培训及实验室技术审核过程中，发现实验室在建设、管理、检测的全流程、质量控制、生物安全等方面均存在种种问题，除少部分的个例外，大多为共性的问题。尤其是在 COVID-19 大流行期间，大批的新实验室加入核酸检测的队伍，虽然技术人员的培训从未间断，但这些共性问题仍在高频次的督导过程中凸显，促使我们下决心将其整理成册，以便更好地规范及指导临床基因扩增检验实验室的一线工作。

　　为此，我们总结分析了我省近 20 年通过技术审核的 300 余家临床基因扩增检验实验室的情况，对实验室在建设、管理、检测全流程、质量控制及生物安全等方面存在的共性问题、难点及需特别关注之处进行梳理，结合长期的临床实践工作编写了本书。一方面从理论知识上进行阐述，另一方面针对实验室存在占比较高的共性问题及难点给出示例，例如，如何编写可操作性的 SOP 文件、如何进行仪器设备的维护保养、如何完整而高效地进行记录、如何进行试剂及耗材的质检、如何进行性能验证等内容。确保读者对实验室的理解能更加直观和深入，以更好地帮助其学习、应用及提升。

　　在此，感谢全体编者的辛勤付出，为本书的质量提供了宝贵经验。感谢福建医科大学附属协和医院郑培烝主任、厦门大学附属中山医院刘莉莉主任、福建中医药大学附属人民医院刘继来主任为本书编写提供的指导及建议，感谢福建省立医院陈刚院长为本书作序，感谢福建省临床检验中心陈艺真同志对本书进行了认真审核，感谢中国科学技术出版社给予的大力支持。由于现代医疗技术日新月异，书中所述可能有疏漏之处，恳请各位前辈、同仁和读者批评指正，不吝赐教！

编　者

目　录

上篇　临床基因扩增检验技术实践

第 1 章　临床基因扩增检验实验室的设计及建设 ·················· 001

第 2 章　临床基因扩增检验实验室质量体系的建设及质量保证 ·············· 005

第 3 章　临床基因扩增检验实验室生物安全 ·················· 104

下篇　福建省临床基因扩增检验实验室管理

第 4 章　福建省临床基因扩增检验实验室管理历程 ·················· 108

第 5 章　福建省临床基因扩增检验实验室现行管理政策 ··············· 113

附录 A　医疗机构临床实验室管理办法 ·················· 115

附录 B　医疗机构临床基因扩增检验实验室管理办法 ·············· 120

附录 C　福建省卫生健康委员会关于进一步加强医疗机构临床基因扩增
　　　　检验实验室管理的通知 ·················· 126

附录 D　福建省医疗机构临床基因扩增检验实验室技术审核及监督检查
　　　　暂行办法 ·················· 128

附录 E　福建省医疗机构临床基因扩增检验实验室技术审核申请表 ·············· 130

附录 F　福建省医疗机构临床基因扩增检验实验室迁址技术审核申请表 ··········· 134

附录 G　福建省医疗机构临床基因扩增检验实验室扩项技术审核申请表 ··········· 136

上 篇
临床基因扩增检验技术实践

第1章 临床基因扩增检验实验室的设计及建设

随着检验医学的发展，先进技术和仪器设备的不断涌现，临床检验的自动化程度越来越高。目前，我国各级医疗机构的临床检验实验室在规模、技术、仪器设备、人员结构和实验室设置等方面，均已发生了翻天覆地的变化。它们不再是以原始手工操作为主的辅助科室，而是集高度自动化、高素质人才、高质量检测结果为一体，成为现代医学领域不可或缺的实验诊断科室。然而，相对于临床生化、临床免疫检验等专业，临床基因扩增检验起步晚、自动化程度低且易污染的特点决定了其相对独立于日益现代化的检验科。

一、实验室分区的必要性

聚合酶链反应（polymerase chain reaction，PCR）是 20 世纪 80 年代中期发展起来的一种体外核酸扩增技术。它具有高灵敏度、高特异性等优点，能够在一个试管内将所要研究的目的基因或 DNA 片段于数小时内扩增至十万乃至百万倍；也能够从一根毛发、一滴血、甚至一个细胞中扩增出足量的 DNA 供分析研究和检测鉴定。我国于 90 年代初开始临床基因扩增检验技术的临床应用，但在应用初期，实验室设置和管理方面存在不足，导致短时间内出现严重的实验室污染，出现大量的假阳性结果，严重影响了临床应用。因此，出于实验室规范化管理及实际应用所需，临床基因扩增检验实验室需根据工作流程分区操作以最大限度地减少假阳性结果的发生。

二、实验室分区的原则

实验室需因地制宜，结合所开展项目的检测方法及流程、预计的工作量、污染的风险及生物安全等方面进行实验室的布局与设计。采用实时荧光 PCR 或实时荧光 RT-PCR 方法的检测项目，如乙型肝炎病毒核酸检测、新型冠状病毒核酸检测等，一般情况下，实验室需分为三个区，即试剂准备区、标本制备区、扩增及产物分析区；如使用全自动检测系统（标本处理、核酸提取及扩增检测一体）或提取扩增一体机，则可将标本制备区和扩增及产物分析区合并，即分成试剂准备区和标本制备、扩增及产物分析区两个区。采用扩增后再用电泳、杂交等方式进行产物分析的项目，如地中海贫血基因检测、人乳头瘤病毒基因分型等，则需分四个区，即试剂准备区、标本制备区、扩增区和产物分析区。采用高通量测序技术的检测项目，如染色体非整倍体无创产前筛查（noninvasive prenatal testing，NIPT）、胚胎植入前遗传学检测、遗传性肿瘤诊断和治疗相关检测、肿瘤的靶向治疗相关检测等，更需要结合其实际的工作流程来规划实验室。如在核酸的片段化方式上，采用酶切方式不需设置专门的打断区，采用超声打断方式则建议设置专用的打断区以避免长期高频的超声波对人体造成伤害；又如在文库构建的方式上，采用多重 PCR 或杂交捕获的方式对实验室的分区要求亦不相同。因此，高通量测序的实验室设计远较传统的 PCR 实验室复杂，实验室需确认所要开展的项目、采用何种测序平台、具体的检测流程、标本量的大小等，才能设计出适用的实验室，而不是盲目的认为分若干个区就可以进行任何的高通量测序实验了。

无论实验室分几个区，各区在物理空间上需相互独立、完全隔离，避免有通过连通的中央空调、不密封的分区装修隔断或不密封的传递窗等，可导致空气直接相通的情况存在，否则便失去分区的意义。

对于实验室的面积，没有硬性的规定，以满足日常工作要求为宜。实验室结合所开展的检测项目数量、标本量及所用仪器设备的大小和多少等因素综合考量，如检测项目多、标本量大、仪器设备多的情况下需要较大的面积，也可考虑设置多个标本制备区及扩增区。部分目的基因浓度较低的检测项目，如染色体非整倍体无创产前筛查，孕妇外周血中胎儿游离 DNA 的浓度极低；又如循环肿瘤细胞 DNA，肿瘤患者外周血中从原发灶或转移灶脱落的肿瘤细胞也较少，二者均极易被污染，因此其标本制备区最好单独设立，与其他涉及高浓度的体液、细胞或组织标本的检测项目分开。另外，实验室还应设置工作人员更衣区、休息区、标本接收区、高压灭菌区、废物暂存区等，若有条件还可设已检/未检标本存放区等。

三、实验室通风及压力设置

实验室通风系统可采用自然通风或机械通风的方式，并非一定要设置为负压实验室，能确保空气的单一流向，防止扩增产物逆行进入上游"相对洁净"的区域即可。选择自然通风的实验室可通过在不同区安装不同功率和数量的排气扇来实现实验室空气从试剂准备区向标本制备区再向扩增及产物分析区的单向流动。目前，大多数实验室选择机械通风的方式，即安装新风系统，通过调节各区的送风量及排风量来控制各区的压力，并且通过在各区设置缓冲区控制气流方向，防止实验室内外的空气互通。实验室可根据实际情况及需求自行设计，以保证单向气流且各区气流不窜扰为目的。下面以实时荧光 PCR 方法为例，介绍常见的三种实验室模式。

• 模式一：缓冲区压力低于实验区及走廊的压力（图 1-1），实验区和走廊的空气进入缓冲区即被抽走，保证实验区与实验区外的气流不会互通。

• 模式二：缓冲区压力高于实验区及走廊的压力（图 1-2），缓冲区的新风流向实验区和走廊，隔绝实验室内外的空气，保证实验区与实验区外的气流不会互通。

• 模式三：试剂准备区从走廊 – 缓冲区 – 实验区压力递增，标本制备区和扩增及产物分析区从走廊 – 缓冲区 – 实验区压力递减（图 1-3），保证试剂准备区空气流向由实验区内向实验区外流动，标本制备区和扩增及产物分析区由实验区外向实验区内流动。

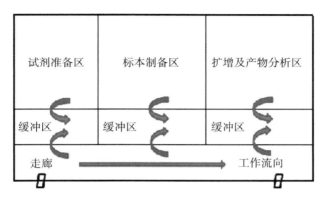

▲ 图 1-1　模式一

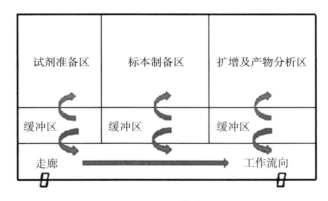

▲ 图 1-2　模式二

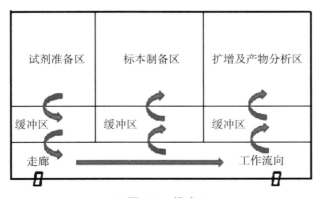

▲ 图 1-3　模式三

在各实验区压力的设置上，可选择从试剂准备区、标本制备区到扩增及产物分析区逐区递减，但在各区绝对物理独立的情况下，无须递减，各区压力相同亦可，否则在其他如需扩增后分析或高通量测序的实验室，分区过多造成后面区域的压力过低，对工作人员和仪器设备都极为不利。将试剂准备区设置为正压，后续区域设置为负压亦可。另外，在压力设置上，如考虑到工作人员长时间在负压环境中工作可能产生不适，可将实验区的压力设置高于缓冲区，即模式一。

四、实验室设计及建设中应关注的问题

- 实验室最好选择在带窗且通风良好的地点。
- 实验室应考虑大型设备，如生物安全柜、全自动核酸检测仪等进出方便，可采用子母门、预留设备门等方式。同时应根据工作流程合理设计摆放实验台、仪器设备、物品等，避免相互干扰。
- 应根据预设的压力确定门开关的方向，关门方向与气流的方向一致；同时关注门的密封性，有条件可装互锁装置。
- 实验室间应安装可视窗，方便外界随时了解室内各种情况。
- 各区的传递窗应采用互锁模式。
- 注意送风口及排风口的位置，通常为上送下排，风口位置不可直对仪器设备，尤其是生物安全柜、核酸提取仪、测序仪等。
- 如为负压实验室，缓冲区和实验区的压力表均应安装于缓冲区外，勿装于缓冲区或实验区内，不便观察。
- 任何可直接互通的相邻区域间压差大于 10Pa。
- 逐个计算各区的送风量及排风量，保证各区的压力及每小时换气量达 10 次以上。标本制备区需特别关注生物安全柜的排风量，并纳入风量计算，可采用生物安全柜与排风联动的方式。
- 实验室的墙壁、天花板和地板需光滑、易清洁、防渗漏和耐腐蚀；工作台面需稳固，具有一定的承重力，边角圆滑，可防水、耐热、耐腐蚀。
- 应在每一个实验区配备水池及感应或脚踏式水龙头。若条件允许，尽可能在每一个缓冲区同样配备水池及感应或脚踏式水龙头，且最好设置在靠近出口处，以方便日常缓冲区的清洁维护及工作人员离开实验室时的手部清洁。

第2章 临床基因扩增检验实验室质量体系的建设及质量保证

一、标本的采集、运送、接收及保存

标本的质量对于检验结果的准确性有着决定性的影响。要保证标本的质量，需关注标本类型、采集时间、采集方法、采集量、采集器材及容器、暂存条件、运送条件、保存条件等方面。临床基因扩增检验实验室常见的标本类型有全血、血清、血浆、单个核细胞、痰液、分泌物、各种体液、组织等，每一个检测项目对其标本均有特定的要求，实验室需严格按照试剂说明书的要求制订并建立相应的标准操作程序（standard operation procedure，SOP），并且不可出现超范围应用的情况，如确为临床所需，应进行充分的性能确认后方可应用。

（一）标本采集

从事标本采集的医护人员需经过相应的培训，熟练掌握相关专业知识和标本采集的方法及流程，尤其是在分泌物标本的采集上，比如宫颈分泌物的采集，一定要将拭子或采样刷深入指定位置并旋转规定的圈数以确保获取相应的上皮细胞，否则可能导致假阴性的结果。另外，采集过程需防止混入目标靶核酸外的污染，如采集者的头发、表皮细胞等。

标本采集应使用无菌、无核酸酶的一次性耗材。标本容器应密闭、无菌、无核酸酶，且所含的防腐剂、抗凝剂或其他的保存液不可对后续的核酸提取和扩增造成干扰。如全血或血浆的标本，应选择 EDTA 或枸橼酸盐作为抗凝剂，避免使用肝素作为抗凝剂，因其对后续扩增中的 Taq 酶有强抑制作用；又如靶核酸为 RNA 的标本，易受核酸酶的作用快速降解，可使用含异硫氰酸胍或盐酸胍的标本保存液以抑制核酸酶的活性，维持 RNA 的稳定。部分检测项目的试剂说明书有指定配套的标本保存容器，则需按要求使用相应的容器，否则应进行标本容器的性能确认。

（二）标本运送

标本采集后应尽快送到实验室进行检测，如不能马上送达需暂时放于 2～8℃冰箱保存。实验室应对标本运送的条件进行规定，如靶核酸为 DNA 的标本，运送时间 4h 内可在室温运送；又如靶核酸为 RNA 的标本，10min 内送达可在室温运送，超过 10min 则需在加冰的条件下运送等。所有的规定需基于待测靶核酸的特性及试剂说明书的要求制订。

（三）标本接收

实验室需制订标本接收标准操作程序，明确标本的接收流程及拒收标准等内容。采集后的标本送达实验室时，实验室人员应首先确认标本运送条件是否符合要求，对不符合要求的标本当场予以拒收；其次，检查符合运送条件的标本的容器是否有破损、管口渗漏等情况，如有破损、渗漏，应当根据实验室生物安全相关规定进行处理，如立即停止操作，用吸水纸覆盖后使用 5500mg/L 含氯消毒剂进行消毒处理，做好登记后高压灭菌销毁。确认无破损、渗漏后，观察并评估标本质量，包括但不限于血浆或血清标本是否溶血、脂血或黄疸，标本量不足，标本容器错误，镜检确认分泌物标本是否有上皮细胞，痰液标本是否有足够的白细胞，肿瘤组织标本是否有足够的肿瘤细胞等。对不合格的标本启动拒收程序，与临床沟通并填写不合格标本（或标本拒收）登记表；最后，对合格的标本则按实验室制订的唯一性编号规则进行分类编号。

（四）标本保存

一般情况下，检测对象为 DNA 的标本可在 2～8℃冰箱保存 3 天；检测对象为 RNA 的标本应 –20℃保存，如使用异硫氰酸胍盐作为稳定剂则可室温保存 7 天。实验室需根据靶核酸的类型、检测项目的试剂说明书及实际的检测频率规定标本检测前的保存条件、保存时间及保存位置。检测后的标本保存也需结合实验室实际情况，遵守相关法规并制订保存条件、保存时间及保存位置等的规定并切实执行。

二、标本的检测过程

临床基因扩增检验相对于临床免疫、生化检验而言，自动化程度低，目前大多数医疗机构临床基因扩增检验实验室的标本检测以手工为主，检测过程涉及的步骤多，常需微量操作，且需在不同的实验区进行试剂配制、核酸提取、扩增、产物分析等环节的操作。如涉及高通量测序，则更为复杂，还包括标本预处理、核酸片段化、文库构建、扩增、靶序列富集、混样、测序、生物信息分析等步骤，因此实验室的建设不仅在硬件上要符合相关的管理及技术规范，软件上亦需充分规范操作、优化流程、关注细节、加强质量控制才能保证检验质量。下面以实时荧光 RT-PCR 方法检测新型冠状病毒核酸为例进行介绍。

（一）试剂准备区

该区主要功能为试剂的分装、配制，试剂及耗材的储存与管理。该区应配备 2～8℃和 –20℃以下冰箱、振荡仪、离心机、移液器、试验台/超净台、可移动紫外灯、相应的耗材、专用办公用品、专用清洁用具等。

1. 试剂的分装、配制

实验室应依据所用试剂的说明书编写具有可操作性的标准操作程序（SOP），包括具体的配制过程及相应的细节，并对人员进行培训、考核。具体过程包括但不限于以下内容。

(1) 试剂使用前置室温平衡至充分融解。

(2) 准备相应离心管、加样吸头、PCR 反应管等耗材。

(3) 试剂混匀采用颠倒混匀与振荡混匀相结合的方式。

(4) 试剂混匀后瞬时离心备用。

(5) 严格按照试剂盒说明书要求，根据待检标本、室内质控及试剂盒阴、阳对照的数量计算配制量，考虑到配制及分液过程存在损耗，建议多配制 1～2 份。实验室可制作不同标本量各试剂组分的用量表以提高工作效率。

(6) 按计算配制量分别量取各组分试剂至离心管中，振荡混匀、瞬时离心后分装至 PCR 反应管。配制分装过程应使用无酶、无抑制物、无污染物的耗材（离心管、吸头、试剂槽等），且避免产生气泡；试剂根据每批次标本量现配现用，如一次性配制量较大，应暂存于试剂准备区冰箱冷藏层待用，需清晰标注配制时间（精确到时、分），以便识别先配先用，同时合理安排，尽量缩短暂存时间，如暂存时间过长，需进行相应的验证。实验室无论是手工还是使用全自动分液系统配液，均需关注配液量的准确性及液面的均一性。

(7) 分装后的反应液瞬时离心后加盖并做好标记后传递至标本制备区，标记位置不可影响 PCR 反应管的荧光读取，且避免使用易挥发、含荧光的记号笔以减少对扩增仪光路的影响。

(8) 剩余试剂标注开瓶时间、使用量及冻融次数后按说明书要求保存，超过规定冻融次数应丢弃。

(9) 按照实验室仪器设备维护保养及清洁程序要求对加样枪、仪器设备、台面及地面等进行清洁。

(10) 填写相关记录，包括实验室环境、使用试剂情况（品牌、批号、有效期、使用数量等）、仪器设备使用及维护保养、实验室清洁等。

2. 试剂及耗材的储存与管理

大批量的试剂、耗材应储存于试剂准备区，按需传递至标本制备区使用，剩余部分暂存于标本制备区，不可返回试剂准备区。实验室应制订试剂、耗材的申购、接收、贮存、验收和库存管理的程序文件，并专人负责试剂、耗材的管理，包括但不限于以下内容。

(1) 实验室应严格按照说明书要求的条件储存试剂、耗材。不同批次的合格试剂、耗材应分开存放，避免混用。

(2) 实验室应监控储存条件，包括环境温度、湿度、冰箱温度等。

(3) 实验室应建立试剂、耗材的库存管理系统，对出入库数量、批号、有效期、使用数量等进行监控，设置余量不足的预警线以避免断供。

(4) 实验室应建立并实施试剂、耗材质检程序，见"六、试剂及耗材质检"部分。

(5) 已开封的试剂需把阳性对照、标准品等阳模取出放在标本制备区。未开封的试剂在条件允许的情况下也应将试剂盒里的阳性对照、标准品等阳模取出另放于标本制备区保存。

(6) 质控品及标本制备区、扩增区使用的物品或产生的记录等不得存放于试剂准备区。

（二）标本制备区

该区主要功能为标本转运箱的开启、拆包、灭活（必要时）、布板、标本振荡混匀、核酸提取、加模板至扩增反应管及贮存等，其中标本转运箱的开启、拆包、灭活（必要时）、布板、标本振荡混匀等有条件可在另设的标本接收区完成。标本接收区应配备生物安全柜、可移动紫外灯、专用办公用品等。标本制备区应配备 2~8℃冰箱、–20℃和（或）–80℃冰箱、生物安全柜、核酸提取仪、离心机、振荡仪、水浴箱或加热模块、试验台、移液器、可移动紫外灯、相应的耗材、专用办公用品、专用清洁用具等。

实验室应当选择国家药品监督管理部门批准的试剂，建议根据核酸扩增试剂说明书的要求选择配套的标本采样管、提取试剂、提取仪器及扩增仪器。实验室应按照本实验室的流程及所使用的仪器、试剂编写具有可操作性的标准操作程序（SOP），包括标本的接收、处理、检测、报告、保存、废弃的全过程及相应的细节，并对人员进行培训、考核。具体过程包括但不限于以下内容。

1. 标本接收

标本接收人员与标本运送人员当面交接标本，查看标本运送条件是否符合要求并核对标本种类和数量，如运送条件和标本种类不符，则需退回标本并记录原因，如数量不符，则需立即与临床沟通查找原因并做让步接收。符合要求则进行标本的接收，发现不合格标本，如空管、条码模糊、无信息、标本泄漏等情况时，按照实验室制订的不合格标本的处置流程进行处理并记录。

2. 标本前处理

对合格标本按实验室标本唯一性编号规则进行处理，包括但不限于离心、振荡、编号、布板、标识等，然后暂存于指定的未检标本区域。

3. 核酸提取

(1) 加样前，轻甩或瞬离深孔板使磁珠集中到孔板底部后，小心撕去封口膜，避免孔板振动液体溅出。每一块提取板需清晰标识包括板号、起始点、特殊孔位等信息。

(2) 使用自动分杯系统加样的实验室，应严格按照仪器要求操作并关注仪器的运行状态。采用手工加样的实验室，操作需在生物安全柜内完成，应注意台面物品的摆放，尽可能区分洁净区、半污染区和污染区，清除不必要物品，保持生物安全柜内正常气流。操作人员加样动作应轻缓，避免动作过大、过快干扰生物安全柜气流及产生过多的气溶胶导致交叉污染；加样过程切勿聊天，心中默数加样位置；加样需使用带滤芯的吸头，整板加样时建议开启新吸头盒，使标本、提取板、加样吸头孔一一对应，减少人为差错的可能性。

加样量应严格按照说明书要求，不可随意更改，因其会破坏厂商构建体系的最适比，造成裂解或吸附不足、杂质残留过多等问题而影响提取效率。每加完一板，略微倾斜观察折光性及颜色的变化确认是否存在少加或漏加的情况，确认无误后转移至提取仪。操作过程中如怀疑手套污染，应勤换手套。剩余原始标本按规定保存于已检标本区。

(3) 确认提取仪处于正常待机状态后，将提取板、洗涤板、洗脱板、磁套等正确安放并确认卡紧无误，严格按照仪器及试剂说明书运行提取程序，切勿随意更改。

(4) 如实验室采用一步法快速检测体系，由于其未经浓缩富集及洗涤的过程，影响核酸的提取效率，故需严格按照说明书选择相应的采样管，操作亦应严格遵循说明书的要求，不得随意更改任何环节，包括振荡、静置的时间和次数、加样量等。

(5) 提取程序运行结束后，小心取出洗脱板转移至生物安全柜中进行加模板操作，可采用分液仪或手工加样。使用分液仪加样，应严格按照仪器要求操作并关注仪器的运行状态。如为手工加样，由于加样量小，操作需特别认真，加样前确认移液器刻度，加样时确认吸头上的实际吸样量、加样孔位、加样吸头有无残留、有无气泡等，如使用多通道加样枪，需观察每个吸头的液面。加样完成后，观察每块反应板，确认各反应孔液面高度平齐、无气泡后，立即加盖或封膜，并确认盖紧或封严，清晰标注并瞬时离心后传至扩增区上机检测，剩余模板封膜后暂存，待扩增完成无需复查后废弃，并按医疗废物处置。

(6) 核酸提取完成后，小心卸载用过的磁套、深孔板、吸头等废弃耗材丢弃于双层垃圾袋并封口，按医疗废物处置。

(7) 按照实验室仪器设备维护保养及清洁程序要求对加枪样、仪器设备、台面、地面进行清洁。

(8) 填写相关记录，包括实验室环境、检测过程、仪器设备使用及维护保养、实验室清洁等。

（三）扩增及产物分析区

该区主要功能为核酸扩增反应和产物分析。该区应配备实时荧光定量 PCR 仪，不间断电源（UPS）、可移动紫外灯、专用办公用品、专用清洁用具等。

1.扩增

打开电脑和扩增仪，进入相应的程序，根据标本排布表在程序中输入或导入标本的唯一性编号、对照品、质控品的排布信息并按实验室规定进行命名及保存；从传递窗取出反应板，在扩增仪上装载妥当后，点击"开始"按钮开始扩增。

2.结果分析

(1) 基线、阈值线的设置：可先运行仪器自动分析功能，观察自动设置是否符合要求，符合进入下一步，不符合则按照试剂盒说明书手动调整。对内标、靶标应分别进行设置分析，并记录。

(2) 实验结果有效性的判定：分析并记录试剂盒阴性对照及阳性对照的结果，其曲线特征和 Ct 值同时满足试剂盒说明书的要求则本板实验有效，可进入下一步，任何一个不满足则本板实验失败，需重新实验。如为定量检测还应按试剂盒说明书要求分析并记录标准曲线的斜率、截距、扩增效率、线性相关系数（R^2）等，并判断是否符合要求，符合要求可进入下一步，不符合要求则需重新实验。

(3) 室内质控结果的判定分析并记录室内质控品的结果，按照实验室室内质控标准操作程序进行判定是否在控，见"九、室内质量控制"部分，在控可进入下一步，任何一个质控品失控均需进行原因分析并决定后续的处理方式。

(4) 标本结果的判定：对于不含内标的检测试剂，直接分析目的基因；对于同步检测内标基因的试剂，则先选择内标基因荧光通道，按照试剂盒说明书要求判读内标结果，内标合格后逐一分析目的基因。新型冠状病毒核酸检测需分析 *ORF1ab* 基因、*N* 基因、*E* 基因（如果有），查看每个标本孔的扩增曲线，按照说明书的要求判读。如遇内标或目的基因曲线异常需查看原始曲线及扩增后反应板对应的孔位是否存在异常情况，如液面的高度是否与其他孔位一致、颜色是否异常、管盖或封膜是否严密等。填写复查标本登记表，包括但不限于标本号、板号、提取仪编号、扩增仪编号、扩增孔位、复查原因、复查结果等内容，并按实验室制订的标本复查程序启动复查。表 2-1 列出部分异常曲线及可能原因分析，供参考。

表 2-1　部分异常曲线及可能原因分析

异常曲线	可能原因
A. 实验结果中无曲线 	a. PCR 参数设置错误，在设置循环参数时未勾选荧光信号采集或信号采集故障 b. 样品提取失败或提取的模板完全降解 c. 试剂的配制错误或保存不当导致引物或探针降解，试剂失效 d. 存在强抑制物 e. 电脑设置自动休眠
B. 内标基因扩增曲线未起 	a. 试剂配制未充分混匀 b. 提取失败或模板降解 c. 如为内源性内标未起提示采样失败 d. 部分试剂的目的基因强阳性，可能由于竞争抑制作用导致内标基因阴性，需了解相应试剂的检测原理

（续表）

异常曲线	可能原因
C. 扩增曲线末尾起跳 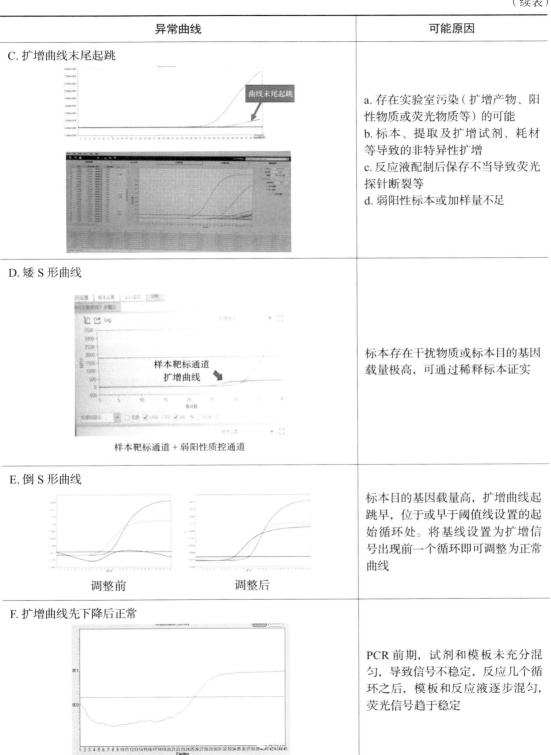 曲线末尾起跳	a. 存在实验室污染（扩增产物、阳性物质或荧光物质等）的可能 b. 标本、提取及扩增试剂、耗材等导致的非特异性扩增 c. 反应液配制后保存不当导致荧光探针断裂等 d. 弱阳性标本或加样量不足
D. 矮 S 形曲线 样本靶标通道 扩增曲线 样本靶标通道 + 弱阳性质控通道	标本存在干扰物质或标本目的基因载量极高，可通过稀释标本证实
E. 倒 S 形曲线 调整前　　调整后	标本目的基因载量高，扩增曲线起跳早，位于或早于阈值线设置的起始循环处。将基线设置为扩增信号出现前一个循环即可调整为正常曲线
F. 扩增曲线先下降后正常	PCR 前期，试剂和模板未充分混匀，导致信号不稳定，反应几个循环之后，模板和反应液逐步混匀，荧光信号趋于稳定

异常曲线	可能原因
G. 斜直线形扩增曲线 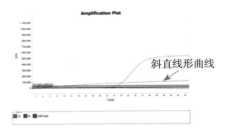 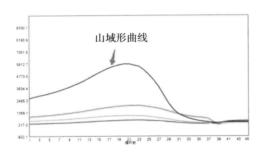	a. 加样量不足，查看扩增后的反应管可发现液面明显低于正常管 b. 反应管和管盖不配套、未盖紧管盖或封膜不严、扩增过程中管盖爆裂或封膜破裂、反应管气密性差等原因导致反应过程中溶液蒸发引起探针浓度增加，导致曲线呈斜直线状 c. 严重的蒸发会呈现先上升后下降的山域形曲线
H. 扩增曲线有向上或者向下的尖峰 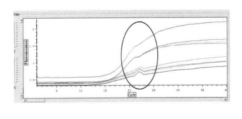 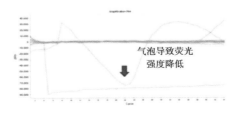	a. 仪器或电压不稳定 b. 如为尖峰向下，对于卤钨灯光源的激发器可能是灯泡老化导致发射光源不稳定 c. 如为单一的孔位出现尖峰，除了考虑仪器或孔位问题外，还要考虑反应体系是否有气泡，形成折射干扰荧光的采集

（续表）

异常曲线	可能原因
I. 锯齿形曲线 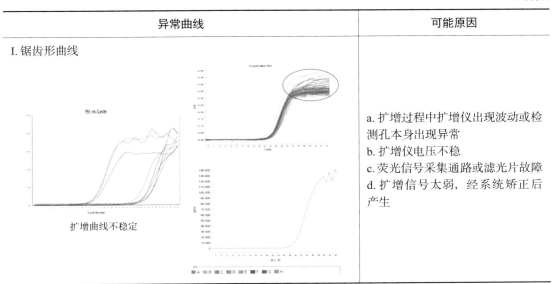 扩增曲线不稳定	a. 扩增过程中扩增仪出现波动或检测孔本身出现异常 b. 扩增仪电压不稳 c. 荧光信号采集通路或滤光片故障 d. 扩增信号太弱，经系统矫正后产生

（5）小心将扩增后反应板取出，不可开盖，避免扩增产物暴露造成实验室污染，直接放于自封袋中，封好袋口置于垃圾袋中，不可高压，按一般医疗废物转移出实验室处理。

3. 清洁

按照实验室仪器设备维护保养及清洁程序要求对仪器设备、台面、地面进行清洁。

4. 记录

填写相关记录，包括实验室环境、实验的有效性、室内质控、结果审核报告、复查、特殊或异常情况、仪器设备使用及维护保养、实验室清洁等。

三、人员培训

人作为临床基因扩增检验实验室最核心的资源，人员的能力是检验结果质量保证的决定性因素。在日常工作中，应注重人员职业操守的培养，并从人员的管理、资质、培训、考核等方面提升人员综合能力，二者相结合打造高素质的"人"。

（一）人员职业操守的培养

实验室负责人应加强人员的思想道德教育，培养具有认真严谨的工作作风、诚信踏实的工作态度、规范负责的工作行为的专业技术人员，确保认真对待每一份标本，对每一份报告负责。

（二）人员的管理

1. 人员的资质

临床基因扩增检验实验室检测人员应为本单位在职员工，具有相关实验室工作经历及专业技能，接受过临床基因扩增检验相关技能培训，并获得 PCR 上岗证。

2. 人员的数量及技术档案

每个实验室至少要有 2 个且与实际工作量相匹配具有 PCR 上岗证的工作人员，应为每一位工作人员建立技术档案，一人一档。档案包括个人基本情况；学历、学位、任职资格、培训证、上岗证、荣誉证书等的复印件；论文、著作、成果等的目录和必要的证明文件复印件；继续教育、培训考核的记录等，可全面反映该人员的技术水平及工作能力。

3. 人员的培训及评估

人员的职业道德及专业技术能力是实验室检验质量的根本保证，人员能力的不断提升依赖于持续的外部、内部的培训及自我学习。临床基因扩增检验实验室人员培训主要包括理论和实践两方面。理论方面涉及相关的法律法规、指南手册、专业理论知识、生物安全知识、质量控制知识、本实验室的质量管理体系、所用的仪器及试剂的方法原理等，可通过参加内外部交流研讨会、专题讲座、案例分析、进修深造、自学等方式实现。实践部分主要包括实验的操作技能、相应仪器设备的使用、维护保养和校准等。目前临床基因扩增检验以手工微量操作为主，因此需对人员加样的准确性、稳定性、均一性进行强化训练。同时注重人员学习能力、思考能力、分析问题能力、解决问题能力等的提升。另外，关注细节、培养良好的操作习惯，如标本的摆放顺序、加样的位置感、一一对应、步步核查、查看曲线、规范操作、随手整理等亦是培训的重点，否则极易出现人为差错。如图 2-1 和图 2-2，未查看曲线仅凭 Ct 值可能误发阳性的报告，其可能为电压的波动、反应体系中有小气泡等偶然因素导致，且难以预防，因此需每次查看原始曲线。再如图 2-3 和图 2-4，实验完毕未能及时整理安全柜，安全柜内物品摆放无序，加样枪、离心管架遮挡风栅，未用完的加样吸头未及时加盖等；生物安全柜顶蚊虫"尸横遍野"，在如此凌乱的工作环境

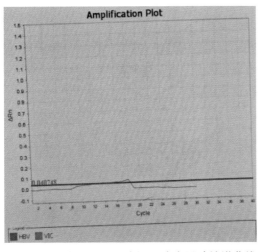

▲ 图 2-1　电压或仪器光源不稳定导致扩增曲线出现小尖峰

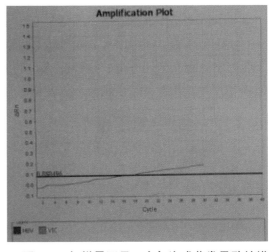

▲ 图 2-2　加样量不足、小气泡或蒸发导致扩增曲线呈斜直线形

中岂能做出准确可信的结果？

　　实验室在进行人员培训的过程中，应评估每一位员工在适当的培训后执行所指派的管理或技术工作的能力，必要时可进行再培训、再评估，并有相关记录。评估应包括理论和实践操作两部分，针对培训内容，设计相应的方案、判断标准及记录表。可采用以下全部或任意方式的组合进行评估：①理论笔试；②直接观察常规工作过程，包括标本的要求和判断、实验过程操作的规范性、仪器设备的使用、质量控制的执行与失控处理、检验结果的判读和报告审核等；③直接观察设备维护和功能检查，包括基本维护保养、普通故障处理、校准等；④核查工作记录，包括实验原始记录、质控记录、试剂使用记录、仪器保养维护记录等；⑤检验结果符合率，包括盲样检测、留样再测、人员比对等；⑥解决问题的能力等。评估考核合格给予相应岗位的授权，不合格应重新培训、评估和考核。

四、质量体系文件的编写及记录

　　质量管理体系是指在质量方面指挥和控制组织的管理体系，涉及以下活动：通用管理活动，资源供给与管理，检验前、检验中和检验后过程，质量评估和持续改进；包括制订的质量方针、质量目标、质量控制及质量改进等，具有质量的所有特性，是实验室软实力的体现。

　　质量管理体系文件通常可分为四个层次（图 2-5）。第一层次是质量手册，是整个质量体系建立和运行的纲领性文件，阐明实验室质量方针，对实验室的组织结构（含职责）、工作程序、活动能力（即过程）资源做出规定，包含前言、目录、批准页、质量方针、组织结构、人员职责、实验室设施和环境条件、设备和试剂耗材、溯源性、检测全过程、记录、报告等内容。第二层次是程序性文件，是依据质量手册对实验室共性工作产生影响的各种的因素做出明确规定的书面文件，包含实验室文件和档案管理、管理评审、内部审核、合同评审、人员培训、设备和试剂耗材的购买、标本管理、废弃物处理、投诉、保密及安全等内容。第三层次是作业指导书（SOP 文件），是表述质量体系程序中每一步更为详细的操作方法，指导工作人员执行具体的工作任务，规定每一个检验项目具体操作步

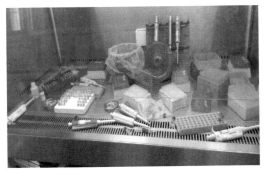

▲ 图 2-3　杂乱无章的生物安全柜

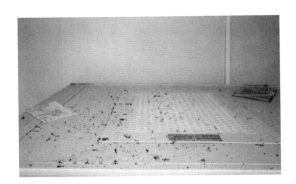

▲ 图 2-4　生物安全柜顶遍布灰尘、蚊虫

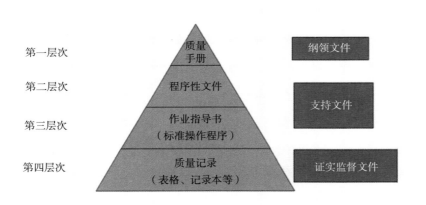

◀ 图 2-5　质量体系文件的层次图

骤、每一台仪器设备操作的详细步骤、报告发放等文件，与第二层次共同组成支持性文件。两者的区别在于作业指导书只涉及一项独立的具体任务，而程序文件涉及质量体系中某个过程的整个活动，如一个程序文件可清晰表述整个活动则不必重复编写 SOP 文件，如不能明确表述整个活动，可补充一个或数个 SOP 文件。第四层次是质量记录，即相应的表格、记录等，是整个体系运行有效的证实监督文件。

　　程序文件、SOP 文件及相应的记录表格与日常工作息息相关，实验室需根据本实验室的具体情况编写、管理和使用。文件的编写包括格式与内容两方面，格式上并没有统一的模板或规定，只需具备实验室名称、文件名称、文件编号、编写日期、启用日期、版本号、修订号、页码、编写人、审核人、批准人等要素即可。内容上可涉及但不限于目的、适用范围、操作人、方法原理、环境条件、操作步骤、支持性文件、相关记录等方面，把做何事（What）、为何做（Why）、何人做（Who）、何时做（When）、何地做（Where）、如何做（How）这 "5W1H" 描述清楚。目前部分实验室在文件编写上存在 "拿来主义、凭空杜撰、自相矛盾、含糊不清" 等问题，导致 SOP 文件普遍缺乏可操作性。何为可操作性，即让从未做过此操作的专业技术人员按照 SOP 文件的描述能顺利完成整个操作过程，则该 SOP 文件具有可操作性。那么如何编写具有可操作性的 SOP 文件？

　　• 由实际操作人员编写，编写之前认真阅读相应说明书、相关标准、指南、规范等，结合本实验室实际情况，设计具体工作流程并形成文件，即 "写你所做"，切不可出现与说明书相违背的内容。

　　• 尽量避免使用模糊的字眼，如定期、或、每周、每月、经常等。例如，某实验室离心机维护保养程序（图 2-6）写道 "应经常对离心机外壳和离心室进行清洁处理" "每月用中性的清洁剂清洁转头一次"，我们在阅读后会产生如下困惑："经常" 如何界定，是每天？每周？还是每年？"每月" 如何执行，是每月的任意一天，还是具体的某一天？"中性的清洁剂" 是什么？"清洁转头" 怎么清洁？这样的 SOP 文件的可操作性就比较差。实验室需结合本实验室的工作情况，选择并确定相对合适的时间，如写明 "应在每周五下午对离心机外壳和离心室进行清洁处理""应在每月的 21 日（如遇节假日顺延至开假第一天）用 ××× 清洁剂清洁转头一次，具体清洁步骤……"。

　　• 可采用图文并茂的形式，即文字与图片相结合的方式。如采用柱膜法提取核酸时，裂解后的标本需移柱吸附后进行多次洗涤，最后再洗脱，我们可利用离心的等待时间先行准备相应的 DNA 结合柱、收集管及洗脱管，涉及管子种类、数量、摆放、编号等较多内容，单纯用文字表述，一则较为复杂，二则不同的人读完可能根据自己的理解转化成各种不同的做法，难以实现标准化操作。如果有实际的图片（图 2-7），"所谓有图有真相"，工作人员对着图片执行即可确保统一操作。当然并非所有步骤均需配图，文字能清晰表达，不会引起歧义可不必配图。具体见示例 1。

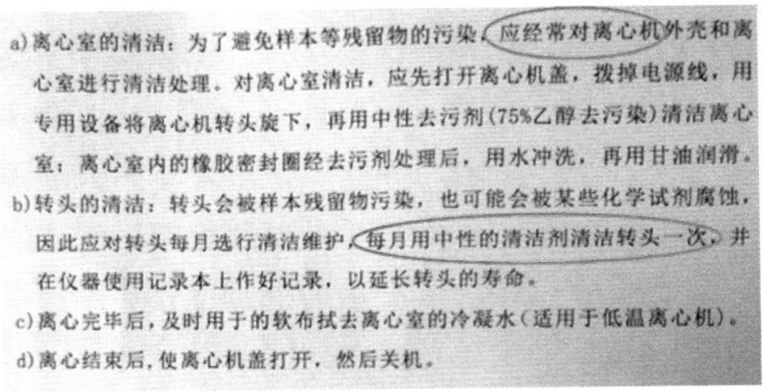

a）离心室的清洁：为了避免样本等残留物的污染,应经常对离心机外壳和离心室进行清洁处理。对离心室清洁,应先打开离心机盖,拔掉电源线,用专用设备将离心机转头旋下,再用中性去污剂（75%乙醇去污染）清洁离心室；离心室内的橡胶密封圈经去污剂处理后,用水冲洗,再甘油润滑。
b）转头的清洁：转头会被样本残留物污染,也可能会被某些化学试剂腐蚀,因此应对转头每月进行清洁维护,每月用中性的清洁剂清洁转头一次,并在仪器使用记录本上作好记录,以延长转头的寿命。
c）离心完毕后,及时用于的软布拭去离心室的冷凝水（适用于低温离心机）。
d）离心结束后,使离心机盖打开,然后关机。

▲ 图 2-6　某实验室离心机维护保养程序

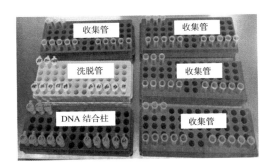

▲ 图 2-7　某实验室某项目 DNA 结合柱、收集管及洗脱管摆放图

　　一些同行希望能有统一的 SOP 文件可直接使用，但每个实验室的环境、人员、仪器设备、试剂、流程等各不相同，因此 SOP 文件一定是个性化的。没有两家一模一样的实验室，也不可能有适用于所有实验室的 SOP 文件。

　　在文件的管理上，需建立文件管理控制的程序，对文件的编写、审核、批准、发布、标识、保存、分发、修订、废止等进行详细规定，控制构成质量体系的所有文件和信息，保证文件的正确性和有效性。但有些实验室存在作废文件与现行文件并存，仪器设备或检测方法出现改变，SOP 未及时更新的情况，更有甚者将所有的文件装订成册，存放于会议室或档案室，实验现场没有相应的文件，不方便工作人员随时查看，也失去 SOP 文件的作用。

　　SOP 文件作为实验室的"最高标准"，在使用上不需要个性也不需要创新，只需要全员严格遵守，即"做你所写"。即使在使用的过程中发现问题，在未经相关人员讨论，决定是否进行修订之前仍按原文件操作，只有在经相关人员讨论，修改之后方可按照修改后 SOP 文件来执行。在实际工作中常存在刚开始能严格遵守，一段时间后就会出现变形或简化的现象，因此需不断提醒、强化，以确保所有工作人员能严格按照 SOP 文件的规定进行操作。

记录即"记你所做"，是完成质量体系中相关程序文件和 SOP 文件所规定的过程及其结果的证实材料。临床基因扩增检验实验室所涉及的记录种类繁多，包括标本接收 / 拒收记录、检验全过程记录、实验室清洁记录、各仪器设备使用 / 维护保养 / 校准记录、试剂耗材订购 / 出入库 / 质检记录、室内质控记录、室间质评记录、人员培训及评估记录、意外事故记录等等。如何科学合理地设计记录表格，实现记录既完整规范又不重复或缺失值得我们深入思考。从以上记录的种类来看，可以将其大致分为两类：一为每天重复的工作，如检验全过程记录、实验室清洁记录、各仪器设备使用及日维护保养记录、室内质控记录等，可适当整合在一份流程表中。流程表按各区实际工作将每天重复的内容列出，并在其前留一勾选框"□"，做完之后在勾选框内打勾"☑"确认即可；二为特定时间做的工作，如各仪器设备周 / 月 / 季 / 半年 / 年维护保养及校准记录、试剂耗材订购 / 出入库 / 质检记录、室间质评记录、人员培训及评估记录、意外事故记录等，则需另外单独设计，随做随填。总之一份用心设计的记录表既可保证记录清晰、完整、规范且不重复，又可在实际工作过程中起到提示作用，避免遗漏某些内容。具体见示例 2。此外，记录作为整个体系运行有效的证实监督文件，需妥善保存，实验室可根据不同的记录类型分别制订保存的时间，并且将其保存在合适的环境和地点。一般情况，各实验区产生的记录可分别保存在各区，也可统一保存到实验流程结束的最后一区，或实验室单独设立的区域，不可将后面区域产生的记录保存到前面的区域。超过保存期限的记录按作废文件进行处理。如为电子记录，还应该采取严格的计算机管理、安装杀毒软件、设置密码、定期备份等措施以确保安全。

五、仪器设备

临床基因扩增检验实验室涉及的仪器设备较多，包括加样枪、离心机、振荡器、恒温金属浴、生物安全柜、核酸提取仪、扩增仪、杂交仪、电泳仪、测序仪等，妥善管理、正确使用、维护保养及定期校准是保证仪器设备性能的关键因素。只有保持仪器设备的良好状态，才能保证检测的质量，本部分从仪器设备的管理、使用、维护保养及校准四个方面进行介绍。

（一）仪器设备的管理

实验室工作人员需妥善管理每一台仪器设备。仪器设备到达实验室安装、调试、校准后方可投入使用。投入使用前，工作人员首先需为仪器设备建立档案，一机一档，专人负责。最初新仪器设备的档案包括仪器设备信息表（仪器设备名称、制造商名称、型号、序列号或其他唯一性标识、厂商或供应商联系方式、接收日期和启用日期、目前放置地点、接收时的状态等）、仪器使用说明书或其复印件、仪器设备安装调试单、新仪器设备在使用前的首次校准报告及原始数据、今后的校准计划、随机的小配件、小工具等。随着仪器设备在实验室使用时间的推移，档案的内容也逐渐增加，与其相关的材料、记录，如仪器设备所进行的维护保养记录，历次的校准报告及原始数据、仪器设备损坏、故障、改装或修理的历史等均需作为档案保存，直至仪器设备报废，进行去污染处理并记录搬离实验室的整个过程。档案应完整地记录仪器设备在实验室"从进到出"的情况，正如人的档案一般，查看仪器设备的档案便可了解其"一生"。此外，实验室工作人员需为每一台仪器设备贴上标识。对于临床基因扩增检验实验室，仪器设备的标识包括三个方面，即设备卡、状态卡及分区卡。设备卡相当于仪器设备的身份信息，内容可视为档案内的信息表的简化，主要包括设备的名称、制造商名称、型号、序列号或其他唯一性标识、接收日期和启用日期、目前放置地点、接收时的状态、工程师联系方式等，实验室可自行选择并设计。状态卡即提示仪器设备状态的卡片，确保工作人员使用处于正常状态的仪器设备，防止误用故障设备的情况发生。一般情况下，绿色表示仪器设备处于正常状态，可正常使用；黄色表示仪器设备出现问题，暂停使用或可降级使用某部分的功能；红色表示仪器设备处于停用状态，不可使用。与临床生化、临床免疫等其他专业的仪器设备不同的是临床基因扩增检验实验室的仪器设备需专区专用，因此需给各仪器设备，尤其是易移动的小设备贴上各区的标识，以防混用。可在各仪器设备上贴上所在区域的名称或不用颜色的贴纸以示区别（图 2-8 至图 2-11）。

（二）仪器设备的使用

实验室工作人员需为每一台仪器设备编写操作 SOP 文件，并对允许使用的人员进行培训、考核及授权。工作人员需严格按 SOP 文件操作，并进行相应的记录。实际工作中，仪器设备的 SOP 文件往往未明确规定操作人员，且具体的操作步骤可操作性差，常出现逻辑混乱、与实际操作先后不同及未突出关键点、注意事项等问题，可见"四、质量体系文件的编写及记录"部分，采用图文并茂的形式编写 SOP 文件。

（三）仪器设备的维护保养

仪器设备的维护保养根据保养频次可分为日保养、周保养、月保养、季保养、半年保

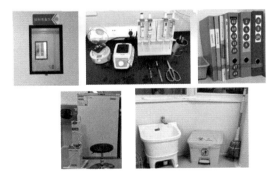

▲ 图 2-8　试剂准备区分区标识（红色）

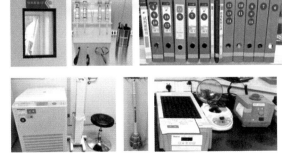

▲ 图 2-9　标本制备区分区标识（黄色）

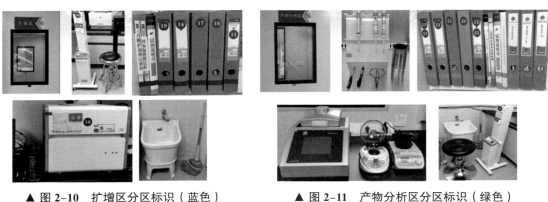

▲ 图 2-10　扩增区分区标识（蓝色）　　　▲ 图 2-11　产物分析区分区标识（绿色）

养、年保养及不定期（按需）保养等，不同的仪器设备所需的保养频次和内容各不相同。实验室工作人员应当根据仪器设备的说明书、工程师建议、使用频率、工作量等，为每一台仪器设备量身定制维护保养程序，包括频次、内容、责任人等，形成 SOP 文件、设计相应记录表格，并严格执行和记录。如生物安全柜、核酸提取仪、杂交仪、测序仪等，每次实验后需进行日保养，其他保养视情况而定，而扩增仪、离心机、振荡仪等则可不必进行日保养，其他保养视情况而定，具体可见示例 3～5。

（四）仪器设备的校准

仪器设备的校准需要关注以下几方面。

• 临床基因扩增检验实验室需要校准的仪器设备包括但不限于：加样枪、温 / 湿度计、金属浴、离心机、生物安全柜、提取仪、扩增仪、杂交仪、测序仪等。

• 不同的仪器设备可选择由实验室人员、生产厂家授权的工程师或有资质的第三方机构进行校准。

• 仪器设备的校准时间一般为首次启用前、出现重大故障维修后、投入使用后每年校准一次或按需进行。

• 仪器设备校准内容需根据每台仪器具体设定，实验室人员应与校准方讨论并商定校准的内容，原则上可能影响检验质量的部分均应纳入校准，并且编写形成 SOP 文件。SOP 文件由校准方编写，包括校准时间、校准人、校准内容及具体校准方法、合格的判断标准等。例如，生物安全柜可由厂家授权的工程师或有资质的第三方机构进行外观检查、流入气流流速、下降气流流速、洁净度、照度、噪声、振动、紫外灯照射强度、高效过滤器完整性（检漏）等的校准。核酸提取仪的校准建议由生产厂家工程师进行，校准的内容包括但不限于：加样移液系统（加样针的位置，加样量的准确性、精密性，提取板的位置等），如为使用预分装的提取板则无须进行加样的准确性及精密性的校准；振荡系统（力度、频率等）；温控系统（校准温度点的选择、温度的准确性、均一性、稳定性、升降温的速率等）；校准完成还应进行交叉污染实验验证，确保仪器设备处于最佳的性能状态。普通扩增仪要对温控系统（校准温度点的选择、温度准确性、均一性、稳定性、升降温的速率等）进行校准，而实时荧光 PCR 仪除了温控系统外，还需对光学系统（ROI 校准、背景校准、纯荧光校准等）进行校准。

• 校准完成需形成完整规范的校准报告，并且保留原始校准数据。同时，实验室需对校准报告进行确认，包括校准内容或参数是否齐全、校准量程是否覆盖常用检测量程、校准结果是否符合检测要求等。在实验室现场，经常会看到这样的校准报告，盖有厂家红章的一页或两页纸，简单写着仪器设备名称、校准时间、校准人、校准结论等，没有任何具体的校准内容及相关的数据，难以令人信服。实验室人员应该参与到校准的全过程，从前期校准方案的制订，到校准实施过程的配合，再到校准报告的确认，既能保证校准的有效进行，又能促进实验室人员对仪器设备的了解，做到知其然知其所以然，从而提高实际工作中分析问题、解决问题的能力。

六、试剂及耗材质检

为保证临床检验质量，每批次商品化试剂和耗材用于临床实验前需经过质检，以保证其质量良好，符合要求。临床基因扩增检验实验室主要涉及检测试剂、离心管、扩增管、带滤芯加样吸头等，质检一般包含三个部分，一为运输过程温度的确认；二为包装的质检，包括内、外包装；三为性能质检，包括质量、不同批次间的可比性、污染物、抑制物等，现分述如下。

（一）温度的确认

试剂及耗材对保存温度均有一定的要求，在运输过程中受条件所限，可能存在保存温度波动或不符合要求的情况，从而影响试剂及耗材的质量，因此实验室需关注运输过程的温度。在每批次试剂及耗材到货时，接收人员根据其对温度的要求，确认运送过程的温度是否符合要求，尤其是需低温冻存的试剂，应读取随箱温度计的数据，确认温度波动是否在规定的范围内。符合要求则进入外观检查，不符合要求则当场拒收，可拍照留证并填写试剂及耗材质检记录表。实验室可将所有试剂耗材的温度要求整理并设计在试剂及耗材质检记录表中，方便核对及记录。

（二）包装的质检

试剂及耗材的包装不仅可让实验室人员直观了解试剂及耗材的品种、规格、生产日期、有效期等具体信息，还具有保护作用，可防止其受外力挤压、撞击等发生损坏或受外界环境影响而发生受潮、被污染等情况，因此试剂及耗材包装的完好亦是其质量保证的重要因素之一。

1. 外包装检查

由接收人员在每一批次试剂耗材到货时进行，观察其外包装盒有无破损，查看生产厂家、生产批号、生产日期、有效期等的标识是否清晰。如无破损、标识清晰、在有效期内进入内包装检查；如有破损、标识不清或超出有效期等则为不合格，当场拒收，可拍照留证并填写试剂及耗材质检记录表。

2. 内包装检查

外包装检查合格，清点数量无误后，按比例（实验室自行规定）随机抽取一定数量试剂及耗材进行内包装检查。试剂检查试剂瓶是否有破损、泄漏、内容物是否齐全、是否有相应的使用说明书并确认说明书是否更新改版等；离心管、扩增管检查内袋有无破损，管子有无畸形、破损、闭盖不能等情况；加样吸头检查内袋有无破损，吸头有无畸形、破损、毛边等情况。符合要求可暂收，不符合要求则为不合格，当场拒收，可拍照留证并填写试剂及耗材质检记录表。

（三）性能质检

不同批号的试剂及耗材由于原材料、工艺等的差别而在质量上存在差异，即使是相同的原材料、工艺生产的同一批号的试剂及耗材也可能由于运输或保存条件不同，造成不同批次到达实验室的试剂及耗材质量也存在差异，因此实验室需对每一批次的试剂及耗材进行质检以确保其质量符合要求。

实验室可结合本实验室的具体情况进行规定，并编写相应的程序文件、操作规程及设计相应的记录表格。文件中需规定质检人、质检时间、质检内容、质检方法、判断标准及后续处理等内容。质检人可规定专人负责或者实验室人员轮流负责；质检时间应结合实验室的标本量、实际工作排班、与厂家沟通解决问题的效率等进行确定，建议设定在旧试剂剩余量足够维持2周以上的日常工作，以预留充足的解决问题的时间；质检内容、质检方法、判断标准及后续处理等需根据具体的质检物、实验过程、可能的影响因素具体设定，详述如下。

1. 试剂

试剂的性能质检包括该批次试剂本身的质量及与上个批次结果的可比性两部分，二者可分别进行也可同时进行，可与日常实验同批进行，也可单独进行。

(1) 试剂的质量：由实验室工作人员在规定的时间，使用新批次的试剂进行实验，主要验证新试剂的质量是否满足试剂说明书所列的有效性的要求及室内质控品是否在控等方面。按照试剂所对应检测项目的操作程序规定进行实验，观察所带入的空白、阴性对照、阳性对照、标准品（定性试验不含标准品）是否满足说明书有效性的要求，室内质控是否在控，用于判断该批次试剂本身的质量，如果均符合要求，可判断该批次试剂质量合格。如果空白或阴性对照出现扩增，应考虑试剂或阴性对照是否被污染；如果阳性对照被抑制，应考虑试剂或阳性对照是否失效、降解及是否存在抑制物；如果标准曲线整体明显偏移或斜率截距不符要求，应考虑标准品是否浓缩或降解，试剂提取及扩增效率是否存在问题等，总之具体情况具体分析。

(2) 不同批次间结果的可比性：收集已由旧批次试剂检测过的标本 5 份，结果覆盖检测区间（包括阴性、临界值、低值、中值和高值），由新批次试剂重新检测，检测过程严格按照对应检测项目的操作规程进行，比较新旧批次的检测结果。定量实验 5 份标本至少有 4 份标本比对结果的偏倚 $< \pm 7.5\%$ 或 $\pm 0.4\log_{10}$，其中阴性和临界值样品需符合预期为比对通过；定性实验 5 份标本结果均相符为比对通过，此标准可由实验室参考相关的法规、指南、标准、共识等自行制订。

2. 离心管及 PCR 管

离心管及 PCR 管性能质检包括离心后的完整性、高温加热后的完整性、是否被污染或存在抑制物等方面，实验室需根据实验流程进行选择，如实验流程不涉及离心或高温加热则可不做相应的质检项目。

(1) 离心后的完整性：离心管或 PCR 管加入半量纯水，放入离心机，离心的转速和时间根据实验室实际使用条件设置，应高于实验室实际使用的最高转速和离心时间，管盖未崩开，管壁未出现开裂漏液为合格。

(2) 高温加热后的完整性：离心管或 PCR 管加入半量纯水，盖好盖子称重后放入金属浴或热循环仪中，作用的温度和时间根据实验室实际使用条件设置，应高于实验室实际温育的最高温度和时间。运行结束后，观察离心管或 PCR 管的外观，是否存在变形、爆盖、漏液或盖不严密的情况，必要时可冷却后进行称重确认。离心管或 PCR 管未变形，未爆盖，未漏液，前后重量未变化为合格。

(3) 污染物质检：离心管或 PCR 管分别加入半量阴性纯水，振荡 1min 后静置 5min，吸取纯水作为模板进行扩增，无扩增为合格。

(4) 抑制物质检：离心管或 PCR 管分别加入弱阳性质控物，振荡 1min 后静置 5min，吸取弱阳性质控物进行提取扩增，扩增未被抑制为合格。

3. 带滤芯加样吸头

带滤芯加样吸头性能质检包括滤芯的密封性、防气溶胶能力、是否被污染或存在抑制物等方面。

(1) 密封性：配制含有 1% 甘油及色素的溶液，如吸头为 100μl，则加样枪调至 110～120μl，吸样，观察有色液体不出现在滤芯之上为合格。

(2) 防气溶胶能力：吸取强阳性标本，反复吹吸 10 次，换另一个新吸头在阴性纯水中反复吹吸 10 次，取阴性纯水作为模板进行扩增，无扩增为合格。

(3) 污染物质检：吸取阴性纯水，反复吹吸 10 次，取阴性纯水作为模板进行提取扩增，无扩增为合格。

(4) 抑制物质检：吸取弱阳性质控，反复吹吸 10 次，再吸取一次作为模板进行提取扩增，扩增未被抑制为合格。

以上内容实验室可结合本实验室所用试剂耗材情况进行增减，并编写相应的 SOP 文件，设计相应的记录表格，可参考示例 6～10。

七、性能验证

性能验证是指针对经批准的商品化试剂或检测系统（料），在特定的实验室条件如人员（人）、环境（环）、仪器（机）及标准操作程序（法）下对商品试剂盒说明书中列出的性能指标，如精密度（重复性和再现性等）、准确度、可报告范围等进行测试，以明确这些性能特征能否在特定条件下复现。在实际工作中，存在实验室未进行性能验证，或性能验证不规范等问题；并且实验室在性能确认、性能验证、试剂及耗材质检的概念、应用范围等方面存在诸多误区，现将三者区别总结（表 2-2），并将从为什么要做、什么时候做、谁来做、在哪里做、做什么、怎么做等方面着手对性能验证进行系统介绍。

表 2-2　性能确认、性能验证和试剂及耗材质检的区别

	性能确认	性能验证	试剂及耗材质检
定义	通过检查和提供客观证据证明，对特定预期用途的应用要求始终能得到满足	通过提供客观证据以证明规定的要求得到满足	通过提供客观证据以证明实验室所用的试剂和耗材质量良好
适用范围	LDT（非标准方法、实验室设计或制订的方法、超预期用途使用的标准方法、修改后的确认方法）	商品化 IVD 产品（配套检测系统固定组合的检测系统标准方法）	商品化产品（实验室日常使用的试剂及耗材）
目的	满足检测预期用途的特定要求	满足厂商宣称性能及预期用途	保证每批用于临床实验的试剂及耗材质量良好
完成者	厂商、方法研发实验室、临床检测实验室	临床检测实验室为主、厂商工程师为辅	临床检测实验室
时机	研发、打破检测体系	开展新项目前、出问题后	每到货批次
性能指标	准确度、精密度、分析灵敏度、分析特异性、可报告范围（定量检测）、参考区间等	测量正确度、精密度、分析特异性（含抗干扰能力）、分析灵敏度、检出限和定量限、线性区间（可报告区间）、交叉反应等	因不同试剂及耗材而异
判断标准	根据预期用途自行建立（可参考相关标准和文献）	试剂或检测系统说明书提供的性能参数	因不同试剂及耗材而异

（一）为什么要做性能验证

实验室常规使用的检测试剂为厂家前期已完成性能参数的确认，并通过国家药品监

督管理局注册的商品化试剂，且每批次试剂均需通过批批检方可上市进入到实验室，那么为什么实验室在应用之初及应用过程还需进行性能验证？首先需要明确"检测体系"的概念，它不仅包括完成一个检验项目所涉及的仪器设备、试剂、校准品等的组合，还包括实验室的环境条件、使用的耗材、人员知识及技术能力、质量控制、结果报告及解释等内容，即完整的"人、机、料、法、环"的过程。实验室根据临床诊疗的需求确定检验项目的临床应用目的，如筛查、诊断、治疗或监测等，选择应用某一商品化试剂，配备相应的工作人员、仪器设备等方可开展检验项目的临床检测。商品化试剂落地到各个具体的实验室，实验室现有的条件能否复现厂家所宣称的性能，需要通过相应的性能验证来证实。如不能复现该产品的性能，则无法实现最初的临床应用目的。临床基因扩增检验项目的扩增试剂需要搭配相应的一种或几种提取试剂 / 提取仪器、扩增仪器及分析软件进行检测。如果实验室选用的是说明书指定的提取试剂 / 提取仪器、扩增仪器及分析软件，则为配套检测体系，如其中某一个环节不是，即为非配套检测体系。目前多数医疗机构临床基因扩增检验实验室使用非配套检测体系，未经相应的性能确认或体系优化，实际检测能力存在差异，我们从新型冠状病毒核酸检测室间质量评价的数据可明显观察到这种差异。如某批号标本预设为高浓度（ 3×10^5 copies/ml），全省 Ct 均值为 23.59，27 种提取试剂 Ct 均值为 20.94～29.41，8 种扩增试剂 Ct 均值为 18.26～28.19；又如某批号标本预设为低浓度（ 1.9×10^3 copies/ml），全省 Ct 均值为 29.02，27 种提取试剂 Ct 均值为 26.06～35.93，8 种扩增试剂 Ct 均值为 23.21～34.48，可见不论高浓度还是低浓度标本，不同的提取试剂、扩增试剂的 Ct 值相差均在 10 左右，意味着同一标本在不同检测体系检测结果相差可达 1000倍。因此实验室需对本室的检测体系进行性能验证，以保证实验室现有的条件下能复现扩增检测试剂盒所宣称的性能，同时在日常工作中加强质量控制。

（二）什么时候做

- 常规开展临床基因扩增检验项目前。
- 检测体系出现任一严重影响检验程序分析性能的情况后，包括仪器主要部件故障、改变现用检验程序的任一部分（仪器、试剂、校准品等）；仪器搬迁，设施、环境的严重失控等。
- 实验室常规检测期间，可结合实验室的具体情况自行规定。如定期进行性能验证，或根据检验程序的稳定性，结合日常工作产生的检验和质控数据，定期对检验程序的分析性能进行评审确定是否需要再次进行性能验证。

（三）谁来做

部分实验室由于质量意识、技术能力、人员数量及能力、工作量、成本等原因，常由厂家的工程师代替实验室工作人员进行性能验证，这是不合适的。因为性能验证不仅是验证商品化试剂落地各个具体的实验室后，实验室现有的条件能否复现厂家所宣称的性能的过程，同时也是实验室建立及完善该项目检测体系的过程。在性能验证的实施过程中，能明确日常检测和质量控制的关键点，建立标本管理、检测过程、结果报告、室内质控等流程并形成相应的 SOP 文件，可为检验项目的正式开展积累经验，扫除障碍，因此性能验证需由实验室人员完成。当然，在性能验证过程中，实验室人员面临新的试剂、仪器设备，可能会出现各种问题，此时可请厂家工程师协助进行分析、解决，以提高工作效率。

（四）在哪里做

检测体系所在的实验室。

（五）做什么

一般情况下，定性检测项目宜包括方法符合率、检出限、抗干扰能力、交叉反应等；定量检测项目宜包括测量正确度、测量精密度（含测量重复性和测量中间精密度）、测量不确定度、分析特异性（含抗干扰能力）、分析灵敏度、检出限和定量限、线性区间（可报告区间）等，实验室可结合具体检验项目及实验室实际情况确定。但如果有文件明确规定，如新型冠状病毒核酸检测，在《医疗机构新型冠状病毒核酸检测工作手册（试行第二版）》中要求"在用于临床标本检测前，实验室应对由提取试剂、提取仪、扩增试剂、扩增仪等组成检测系统进行必要的性能验证，性能指标包括但不限于精密度（至少要有重复性）和最低检测限"，因此精密度（重复性）和最低检测限需验证，其他的指标实验室可结合自身实际情况及试剂盒说明书性能指标部分的内容（阴阳性参考品符合率、交叉反应、抗干扰物质能力等）选择是否进行验证。

（六）怎么做

1. 前期准备工作

磨刀不误砍柴工，前期工作准备充分能达到事半功倍的效果。

(1) 实验室设施及环境需符合检测体系的工作要求，所有的仪器设备对温度、湿度均有要求，有些较为精密的仪器设备，还对振动、光照、风向等有特殊的要求，因此仪器设备的安放需因地制宜，选择最优流程，合理布局。

(2) 仪器设备需校准，保证各项性能指标合格。有同行认为全新的仪器设备经厂家出厂检验合格，到实验室后第一年不需校准，但仪器设备在运输、搬运、安装的过程存在许多不可控因素，可能对其性能造成影响，故而新的仪器设备到实验室安装调试之后应进行校准；旧的仪器设备也需在校准有效期内。

(3) 熟悉相关仪器设备、试剂方法原理与操作及相应的国标、行标、地方标准或指南、手册等，并认真阅读试剂说明书，根据产品性能指标的内容结合实验室具体情况设计具体性能验证方案，包括验证内容、验证方法、判断标准、验证结论等内容。对于某些专科医院如儿童医院，小儿采血不易较常出现溶血的情况，血红蛋白是 PCR 扩增的强抑制物，可能造成假阴性，并且全血中成分复杂，因此可考虑进行内源性干扰物质血液对结果影响的性能验证；又或某些专科医院可能某种药物使用较多，亦可进行药物对结果影响的性能验证。因此对于如何进行性能验证，没有统一的要求及方法，实验室可根据实际情况，按照相关的文件规定，自行选择关键的性能指标，设计方案进行验证。

(4) 制订具体实施计划，把需要验证的内容分解到各天中，如第一天进行正确度、批内精密度、批间精密度的第一批；第二天进行检出限、批间精密度第二批；第三天进行线性范围、批间精密度第三批等，逐一安排所有的内容，结合各天进行的验证内容，确定所需的标本类型（标准物质、质控品、临床标本等）及标本量，如果需稀释，提前按比例计算标本及稀释液的用量，建议采用倍比稀释的方式以减少误差，同时对标本进行编号或命名；估算所需的试剂及耗材的数量。

(5) 按照实施计划，准备充足的物料，包括试剂、耗材、标准物质、厂家参考品、质控品、干扰物、临床标本等，以避免使用不同批次的物料进行验证。

2. 实施阶段

按照前期制订的性能验证方案（可参考示例 11 和示例 12）及实施计划着手实验。验证过程中应使用适宜的质控品进行室内质量控制，在每一批次实验中，同时检测质控品。如质控结果失控时，不论实验结果是否满意都应舍弃，重新进行实验。在进行数据分析前，检查数据中的离群值。任何结果与均值的差值（离均差）超过 4SD 时，可认为是离群值应剔除。进行重复性评估实验时，若离群值数量＞1，应怀疑是否为方法不稳定或操作者不熟悉所致，解决问题后再重新进行验证实验。

3. 总结报告

根据实验过程及数据统计分析情况，逐一判断所有验证内容是否通过，能否应用于临床检测，并形成性能验证报告。特殊情况，如血红蛋白、甘油三酯、胆红素等在特定的浓度会对检测结果造成影响，则可据此制订实验室的标本接收及拒收标准，并将其拍照、打印放置于标本接收处进行比对；如确定某药物会对检测结果造成影响，则可告知相关临床科室患者需停药多长时间后方可进行该项目的检测，或在检验项目申请时加以提示或限制。

此外，部分实验室对如何选择性能验证的标本存在疑惑，出现使用试剂盒的阳性对照或第三方室内质控品进行检出限或定量限验证等情况，在此将试剂盒自带阳性对照、室内质控品、标准物质区别总结见表 2-3。

表 2-3　试剂盒自带阳性对照、室内质控品、标准物质区别

	试剂盒自带阳性对照	室内质控品	标准物质
来源	试剂盒自带	自制或购买	购买

	试剂盒自带阳性对照	室内质控品	标准物质
成分	已知浓度的同被检测标本同源的组分（真实临床标本或质粒）	同被检测标本同源的组分，与被测标本的基质相似或一致（真实临床标本或全基因组质粒）	筛选自然存在病毒核酸或人工合成的病毒核酸
性能	量值溯源常为企业参考品；不同批号间不可混用；临床互通性差，可能有基质效应	有或无溯源；均匀性及稳定性好；临床互通性好，无基质效应	国际标准物质、国家或地方标准物质、厂家或实验室内部工作标准（可溯源）；均匀性及稳定性好；临床互通性好，无基质效应
目的	与试剂盒自带阴性对照一同监控本次实验的试剂盒、操作者、检测方法、指定仪器实验结果的准确程度，主要保证本批次试剂检测结果的准确程度	检测、控制本实验室测定工作的精密度，并检测其准确度的改变，确保批间、批内标本检测结果的一致性	测量系统的校准、测量程序的评估、对其他材料的赋值和质量控制等
适用性	仅用于试剂生产厂家某个批次试剂，需与指定试剂盒、检测方法、指定仪器配套使用	可用于不同厂家试剂、不同检测平台或方法	可用于不同厂家试剂、不同检测平台或方法
作用	与试剂盒自带阴性对照一同判断当次实验结果的有效性；不需要统计学数据处理	判断当次实验是否在控，检验报告是否可发出；需要采用统计学方法（定量）或非统计学方法（定性），连续地评价本实验室测定工作的可靠程度	用于检测体系的校准，检测体系如检出限、定量限、正确度等性能验证

　　另外针对多数实验室使用非配套检测体系，目前多数实验室拥有多台提取仪、扩增仪的情况，建议如下。

● 根据日常工作量合理安排工作流程，一个检测项目固定其采样管、核酸提取试剂和仪器、核酸扩增试剂和仪器的搭配，并对固定的检测体系进行性能验证。

● 如确需使用多台提取仪或扩增仪进行同一项目的检测，建议进行交叉验证，即一台核酸提取仪提取后分别放置所有的核酸扩增仪检测，所有核酸提取仪提取后放置于一台核酸扩增仪检测。

● 可使用采样管的保存液稀释性能验证标本，把采样管纳入检测体系。

八、防污染

污染是双向的，既包括实验活动对环境产生的化学污染、生物污染、放射性污染等，也包括环境、物料等对实验过程及标本产生的交叉污染、携带污染等，本部分主要讨论后者。

（一）为什么要防污染

临床诊疗的精准有赖于临床基因扩增检验实验室检测的精准，假阳性的结果会导致临床的误判，不仅造成医疗资源的浪费，更增加患者的负担，对其身心造成极大的伤害。出现假阳性结果的原因主要包括试剂盒非特异扩增、污染、偶然差错等方面，其中污染是导致假阳性结果最大的元凶。只要实验室处于正常运行状态，污染源及污染的可能性便客观存在，因为每次实验均有阳性物质（试剂盒的阳性对照、标准品、质控品、临床阳性标本等）及其扩增产物，操作过程的加样、离心、振荡、加热等步骤易产生气溶胶，防不胜防。实验室需正确认识污染，高度重视、时刻防范、及时清除，否则一旦发生严重污染，往往难以查找原因和清除，导致许多实验室谈污染色变。因此实验室工作人员需强化"无基因、防污染"的理念，培养良好的操作习惯，做好日常的清洁、维护、通风等工作，将污染防患于未然。

（二）防什么污染

一防污渍、粉尘、细菌等，主要来自周围环境，这些物质通常不与反应体系里的引物和探针特异结合，但可产生许多不确定的因素影响提取或扩增的过程导致假阴性或假阳性结果，因此需保持实验室的清洁。二防核酸片段，主要来自临床标本、试剂盒的阳性对照、标准品、室间或室内质控品、扩增产物、实验室人员、环境、耗材、科研质粒及其他同源病原体等，能特异结合反应体系的引物和探针导致假阳性，因此需及时清除。

（三）怎么防污染

防污染需从硬件和软件两方面着手，硬件方面主要是实验室需按要求进行分区设置及配备满足实验需求的仪器设备，相关内容前文已详细介绍，不再赘述，在此重点介绍软件方面的内容。

1. 人员管理及培训

(1) 设置门禁或张贴醒目标识防止无关人员误入。

(2) 研究生、仪器设备的工程师、保洁工人等需经培训，考核合格方可授权进入。

(3) 实验室工作人员需熟知并严格遵守相关规章制度。强化"无基因、防污染"的理念，将其融入整个检测流程中。刻意培养良好的工作习惯，例如，专注操作，避免差错；动作平缓，避免干扰生物安全柜气流及产生气溶胶；关注细节，开盖时勿触及盖子内面，勤换手套等。

2. 保证工作流程的单一流向

(1) 合理排班，避免因单人完成实验全流程而出现逆行的情况。

(2) 优化流程，提早做好准备工作，合理利用等待时间，减少核酸降解或增加污染的机会。

(3) 加强仪器设备的配备，尤其是小离心机、振荡器及冰箱等，避免因仪器设备不足导致人员在各实验区来回走动。

3. 物品耗材的使用、存放及管理

(1) 使用带滤芯的吸头，必要时使用加长型带滤芯的吸头。

(2) 物品专区专用，大到仪器设备，小到离心管架、加样枪、记号笔、镊子，再到清洁抹布、拖把等均需专区专用。应强化人员的分区意识，避免随手将小物品带到其他区域，同时可通过给各区物品粘贴分区标识以示区别及提醒，可见"五、仪器设备"部分。

(3) 吸头、离心管、八联管等耗材存放于试剂准备区；试剂盒的阳性对照、标准品、室内质控品、室间质控品等存放于标本制备区；记录分门别类，分区保存，也可统一保存于检测流程结束的最后一区或指定的单独存放区。

4. 实验室清洁消毒及通风

实验室清洁消毒及通风是防污染最有效的手段，选择合适的清洁消毒剂种类、作用方式及作用时间等方可保证其效果。实验室常采用的清洁消毒防污染措施主要包括清水擦拭、1000mg/L 含氯消毒液浸泡或擦拭、70%~75% 乙醇浸泡或擦拭、核酸清除剂擦拭、紫外线照射、开窗通风等，充分了解含氯消毒液、乙醇、紫外线、核酸清除剂等的作用机理有助于实验室做出正确的选择，现分述如下。

(1) 含氯消毒液：其有效成分为次氯酸，能分解形成新生态氧，具有极强氧化性使菌体和病毒上的蛋白质等物质变性，有效杀灭细菌、真菌和病毒；也能在 PCR 扩增产物的 DNA 双链上造成广泛的"缺口"，从而阻断核酸聚合酶的延伸，抑制扩增而起到防污染的作用。因此含氯消毒液既能消毒又能防污染。

(2) 乙醇：乙醇与水混合后具有很强的渗透能力，可破坏病原微生物的细胞膜或病毒包膜，使其裂解、蛋白变性而失活。浓度高于 90% 的乙醇可使病原微生物的蛋白脱水过于迅速，表面蛋白质变性凝固形成一层坚固的包膜，阻碍乙醇渗入内部，影响其杀伤能力；浓度介于 60%~90% 的乙醇与病原微生物的渗透压接近，可在表面蛋白未变性前不断向其内部渗入，使所有蛋白脱水，变性凝固，最终杀死病原微生物。浓度低于 60% 的乙醇，渗透性降低，影响其杀伤能力。故通常使用 70%~75% 的乙醇进行消毒灭菌。但其对核酸片段没有降解作用，仅可将漂浮于空气中的核酸片段聚沉，再由其他能降解核酸的物质进行清除。因此乙醇可消毒，不可防污染。

(3) 紫外线照射：紫外光照射微生物时，发生的能量传递和积累能诱导胸腺嘧啶二聚体的形成和 DNA 链的交联，使其无法完成遗传物质的复制和转录，抑制 DNA 的复制，从而杀灭细菌病原体，达到消毒灭菌的目的；同时，由于辐射使空气中的氧电离成［O］，氧化 O_2 生成臭氧（O_3），亦具有杀菌作用。在波长一定的条件下，紫外线的杀菌效率与紫外光强度和照射时间的乘积成正比。紫外线照射核酸片段时，可使同一链上两个邻近嘧啶核苷酸共价联结，形成嘧啶二聚体（TT、CC、TC），DNA 结构局部变形，导致新合成的链在二聚体的对面和两旁留下缺口，使其不能作为 DNA 复制的模板，从而影响后续扩增达到清除污染的效果。紫外线波长在 254nm，照射距离 60～90cm 时效果最佳，并且紫外线照射对大片段效果好，小于 500bp 的片段则效果不佳，故而对于短片段核酸需延长照射时间，最好是照射过夜。因此，紫外线照射具有消毒及防污染的作用，但需关注照射强度、时间、距离等。

(4) 核酸清除剂：目前市面上常见的核酸清除剂，按作用原理可分为两类：一是含核酸水解酶、修饰酶或变性剂，通过酶解、修饰及变性降解核酸片段，达到清除核酸的目的；二是含有表面活性剂，能改变吸附在仪器和实验台表面核酸的电荷分布，促进核酸脱离被吸附表面，再结合擦拭过程中产生的剪切力，使污染核酸从吸附表面解离出来，进入核酸清除试剂体系中，达到去除表面核酸污染的效果。因此，核酸清除剂不能消毒，可防污染。

此外，实验室在选择清洁消毒用品时还需考虑其是否会对清洁消毒对象造成腐蚀。几种常用清洁消毒用品功能列表见表 2–4。

表 2–4　常用清洁消毒用品功能列表

作　用	水	含氯消毒液	乙　醇	紫外线	核酸清除剂
消毒	×	√	√	√	×
清除核酸片段	×	√	×	√	√
腐蚀性	×	√	×	×	√／×

此外，部分实验室对是否能使用空气消毒机代替紫外线照射存在疑惑，目前市面上空气消毒机种类繁多，消毒原理各不相同，有通过产生臭氧、负离子、等离子或雾化过氧化氢达到消毒灭菌效果，也有通过初、中、高效滤膜达到净化效果，但对核酸片段均无作用；还有通过紫外线消毒，但实际效果尚需结合其实际作用距离和所能达到的作用时间综合考虑，因此实验室应立足自身需求，充分了解所选空气消毒机的作用原理来判断是否可以替代。

5. 制订并执行实验室清洁维护保养程序

实验室需针对本室的实际情况制订相应的清洁维护保养程序，切实执行并记录，包括但不限于以下几点。

(1) 实验室清洁：实验台面、地面如何清洁，谁来做、什么时间做、用什么做、怎么做等。

(2) 仪器设备清洁维护：具体到每台仪器，谁来做、什么时间做、用什么做、怎么做等。

(3) 废弃物处理：谁来做、什么时间做、用什么做、怎么做，包括如何分类打包、运送、是否高压等。

(4) 意外情况处理：出现喷洒、泼溅、破管等意外情况处理的具体步骤。

6. 定期监测

(1) 通过每批次实验的阴性对照、阴性质控、试剂空白等的结果判断是否出现扩增产物、标本或试剂污染。

(2) 采用装有生理盐水或无酶水的管子开盖静置或涂抹拭子等方式，定期对环境进行监测，监测的频率根据各实验室开展的项目、工作量等具体情况自行规定。

(3) 通过记录紫外灯管使用时间及定期使用紫外线强度检测卡检测紫外灯照射强度，监测紫外线照射效果。

7. 试剂选择

选择含尿嘧啶 –N- 糖基化酶（UNG）和热启动 Taq 酶的试剂，其与普通 PCR 试剂主要区别如下。

(1) 添加 UNG 酶，它能选择性水解断裂含有 dU 的双链或单链 DNA 中的尿嘧啶糖苷键，形成缺失碱基的 DNA 链，在碱性介质及高温的条件下被进一步水解断裂、消除。UNG 酶在 50℃时活性最佳，95℃则被灭活。

(2) 使用热启动 Taq 酶，它是被修饰的热稳定性 DNA 聚合酶，在反应体系加热至高温之前，酶活性被"修饰"抑制，从而抑制低温条件下的非特异性扩增。

(3) 核酸扩增反应液中的 dTTP 被 dUTP 取代，所有扩增产物均为含有 dU 的 DNA 链。

(4) 在 PCR 循环开始前增加 50℃保温数分钟（2～10min）的步骤。

具体的作用原理为：反应体系中存在含 U-DNA 链扩增产物污染，在 50℃保温数分钟的过程中，UNG 酶可将反应体系中存在的 U-DNA 污染物中的尿嘧啶碱基降解，形成缺失碱基的 DNA 链。在随后第一次高温变性阶段，缺失碱基的 DNA 链进一步被水解、断裂，从而清除污染的 U-DNA，同时热启动 Taq 酶开始启动，进入目标模板的 PCR 过程，合成新的 U-DNA，而此时 UNG 酶被灭活，不会降解新的扩增产物中的 U-DNA。

（四）实验室污染的处置措施

• 加强清洁，使用含氯消毒液、乙醇、核酸清除剂、水擦拭台面、地面、墙面、天花板、仪器设备等。

• 延长紫外照射时间。

• 开窗通风。

• 更换试剂。

● 搬离实验室。

总之污染固然可怕，但实验室人员能严格遵守操作规程，小心谨慎，切实做好相应的清洁消毒工作，亦是可防可控的。部分实验室由于担心污染，出现过度防范的情况，如大量使用含氯消毒液，导致实验室仪器设备锈迹斑斑，或实验过程不带阳性对照、室内质控品不参与提取或减少提取次数等也是不可取的。

九、室内质量控制

室内质量控制（internal quality control，IQC）是指由实验室工作人员采取一定的方法和步骤，连续评价本实验室工作的可靠程度，旨在监测和控制本室常规工作的精密度，提高本室常规工作中批内、批间标本检验的一致性，以确定测定结果是否可靠、可否发出报告的一项工作。具体到临床基因扩增检验项目，实验室应遵守相关法规、指南等的要求，结合具体项目及本实验室的实际情况，制订相应的 SOP 文件并切实执行，主要包括以下几个方面（以新型冠状病毒核酸检测为例）。

（一）室内质控品的选择

理想的室内质控品具有以下条件：①基质与临床标本一致；②预期范围已知；③稳定性和均一性良好；④无已知的生物传染风险；⑤单批可大量获得；⑥价廉；⑦方便使用。以新型冠状病毒核酸检测为例，理想的阳性室内质控品为实验室使用经灭活处理，混合并确认的临床阳性标本，但自制室内质控品存在一定的困难，因此实验室多选择商品化的室内质控品。目前，商品化的新型冠状病毒核酸检测室内质控品多为人工合成假病毒颗粒，各厂家所合成的片段存在差异，有些厂家为全序列假病毒，适用于所有的检测体系，有些厂家为部分序列假病毒，适用于部分检测体系。大多厂家均有不同浓度水平的质控品可供选择。实验室需充分了解本实验室使用的检测体系的靶基因坐标位置及检出限，结合理想室内质控品的条件，选择室内质控品的厂家及浓度。阴性质控品可选择临床阴性标本、生理盐水、采样管保存液等。其他的临床基因扩增检验项目亦同理，可选择自制或商品化室内质控品。

（二）室内质控品的检测

1. 同时检测

质控品需与临床标本同时检测，参与从提取到扩增的全过程。实验室应严格按照说明书的要求保存和使用质控品。

2. 质控的频次

常规检测体系每批次（相同时间、地点、人员、仪器及试剂获得的一组测定）进行一次，如为快速检测体系每 24 小时或每检测 50 个标本进行一次。

3. 质控品的位置

根据《国家卫生健康委办公厅关于医疗机构开展新型冠状病毒核酸检测有关要求的通

知》（国卫办医函〔2020〕53 号）的要求，质控品需随机放在临床标本中，如实验室标本量大且为纯手工操作则建议相对固定质控品的位置，即制订质控品放置位置规则（如每次跟在最后一个标本后、一周 7 天，每天放于不同的列等）以减少人为差错的可能性，如实验室标本量小或使用全自动仪器则应按要求随机放置质控品。

4. 质控品的数量及浓度选择

新型冠状病毒核酸检测应遵守相关要求设置 3 个阴性和 1 个弱阳性质控，其他临床基因扩增检验项目，可依实际情况，如标本量、检测频次、实验成本等自行设定。一般情况，定性检测标本量较小（每批次<30 个），建议设置一个阴性质控和一个弱阳性质控；标本量较大，则相应增加阴性和阳性质控的数量。定量检测除阴性质控外，尚需根据所用方法的测定范围，采用高、中、低 3 种浓度的阳性质控品。如标本量较少（每批次<30 个），建议设置 1 个低浓度和 1 个高浓度的阳性质控品，标本量较大则建议低、中、高 3 个浓度均设置。

（三）室内质控结果的判读

以新型冠状病毒核酸检测为例，扩增结束，完成基线、阈值线的设置及实验结果有效性判断后进行室内质控品的结果分析。新型冠状病毒核酸检测作为定性的检测，尚无允许总误差的规定，并且由于无可溯源至国际单位的参考物质、绝对定量的数字 PCR 本身的准确性及拭子标本采集量的标准化等因素使得新型冠状病毒核酸检测短期内无法实现标准化，故而一般采用非统计学方法判断是否在控。即阴性质控品结果需全部为阴性、弱阳性质控品结果为阳性，视为在控，否则判为失控，进行原因分析决定后续的处理方式。但对于同一检测体系，Ct 值与病毒载量存在相关性，同一室内质控品的 Ct 值变化可反映不同批次检测结果的一致性，因此实验室需关注室内质控品 Ct 值的变化，观察其是否有突然上升或下降，也可将 Ct 值结果绘制在 Levey-Jennings 质控图上，制订相应的失控规则，观察检测值是否在可接受范围内以提高监测效能。

定量检测项目可将阳性室内质控品的结果取对数，以对数值绘制 Levey-Jennings 质控图，参照《临床实验室定量测定室内质量控制指南》（GB/T 20468-2006）及《临床检验定量测定室内质量控制》（WS/T 641-2018），制订相应的失控规则进行判断，失控规则应能监测随机误差及系统误差。

（四）失控分析及处理

1. 阴性质控品

阴性质控品出现任一靶标和（或）内标阳性，可能存在试剂污染、标本间交叉污染或标本、模板、扩增产物的污染，实验室需逐一排查，必要时进行实验验证。

(1) 同板临床标本全部为阳性：①试剂污染。试剂直接扩增，均为阳性可确认，需更换试剂。②标本、模板或扩增产物导致的严重实验室污染。以实验室内静置若干开盖 1h

的水及物表涂抹拭子的洗脱液为标本，部分进行提取后扩增，部分直接扩增。如均为阳性，则可认为存在标本、模板或扩增产物污染；如为提取后扩增为阳性，直接扩增为阴性，则可认为存在标本污染；如为提取后扩增为阴性，直接扩增为阳性，则可认为存在模板或扩增产物污染，均需对实验室进行清洁、通风。

(2) 同板临床标本部分阴性，部分阳性：以实验室内静置若干开盖 1h 的水及物表涂抹拭子的洗脱液为标本，部分进行提取后扩增，部分直接扩增。如均为阴性，则可确认为标本间交叉污染，需加强人员操作培训；如为提取后扩增阳性，直接扩增为阴性，则可认为存在标本污染实验室；如为提取后扩增为阴性，直接扩增为部分阳性，则可认为存在模板或扩增产物污染实验室，需对实验室进行清洁、通风。

2. 弱阳性质控品

弱阳性质控品出现单靶、双靶或三靶阴性，实验室需梳理"人、机、料、法、环"全过程，必要时设计实验进行验证，真正发现问题所在，并采取相应的纠正及预防措施。

(1) 人：操作人员的专业知识水平、实验操作能力及经验不足造成的差错或误差，如拿错质控品或加样量不足等。

(2) 机：加样枪、提取仪、扩增仪等未正确操作或未按要求维护保养及校准导致加样量不足、提取效率或扩增效率受影响。

(3) 料：质控品储存不当、质控品混匀不充分、质控品更换批号等；试剂存在质量问题、保存不当、配制不当等；使用的加样吸头、离心管、PCR 反应管等耗材存在抑制物。

(4) 法：检测方法更改或 SOP 文件可操作性差无法保证全员遵守。

(5) 环：实验室环境改变，如温度过高等导致质控品或模板 RNA 降解、仪器故障等。

（五）质控品批号更换

实验室更换室内质控品批号时，应在旧批号使用完毕前，将新旧批号同时检测数天，观察并累积新批号质控品的最初使用情况，以保证质控的延续性。

十、室间质量评价

室间质量评价（external quality assessment，EQA）也称为能力验证，是指多家实验室分析同一标本并由外部独立机构收集和反馈实验室上报的结果，以此评价实验室操作的过程，即为确定某个实验室进行某项特定的校准 / 检测能力以及监控其持续能力而进行的一种实验室间的比对。通常的做法是由一个室间质量评价组织者定期发放一定数量的统一的质控标本给各参评实验室，实验室在规定的时间内检测并将结果上报给组织者进行统计分析评价，再由组织者向各参评实验室发放室间质量评价报告。

室间质量评价作为一种质量控制工具，可以帮助实验室提高检验质量。实验室可利用室间质量评价结果，发现并分析实验中存在或潜在的问题，采取相应的措施去解决或预防，切实提高实验室的检测能力。各省临床检验中心均已常规开展部分临床基因扩增检验项目的室间质量评价，各项目通常一年开展 2 次，每次 5 份标本。每份标本检测结果与预期结果相比，落在允许范围或与预期结果相符者为"通过"，反之为"不通过"；得分≥80%（即 5 份标本至少有 4 份标本通过）则本次室间质量评价的成绩为满意，全年两次均≥80% 则为成功的室间质量评价成绩。但对于部分特殊项目，如新型冠状病毒核酸检测、地中海贫血基因检测等，则要求每次室间质量评价成绩均达 100%。实验室需编写本室的室间质量评价程序文件，包括室间质量评价项目的申请、标本的接收及保存、检测过程、结果上报、成绩反馈后的分析、纠正及预防措施等内容，并设计相应的记录表，完整记录室间质量评价的全过程，可见示例 13。同时加强人员培训，切实执行。

实验室需诚信对待室间质量评价的标本，按日常处理临床标本的方式对待室间质量评价标本，禁止与其他实验室沟通检测结果，否则便无法反映实验室的真实情况，失去了室间质量评价的意义；需妥善保存检测后的室间质量评价标本，以备出现不满意的室间质量评价成绩时进行原因分析。常见的室间质量评价失败原因主要来自以下两个方面。

1. 来自实验室内部

(1) 检测体系：医学的发展日新月异，对检验的要求亦日益增高，评估实验室所用的检测体系的性能是否能满足当前临床需求，是否需要更换更为灵敏、稳定的检测体系。

(2) 仪器设备：是否按要求进行仪器设备的维护保养及校准。

(3) 试剂耗材：试剂是否经过质检、在有效期内、正确配制，保存条件是否符合要求；耗材质量是否合格，是否存在污染物或抑制物。

(4) 质控品：保存及前处理是否得当。

(5) 人员：实验室人员能力是否不足，需加强人员的专业培训，尤其是操作技能，如加样的准确性、重复性、操作熟练程度及经验、扩增后的分析、结果的判读等方面培训；实验室人员责任心是否不足，出现拿错标本、加错标本量、填报或抄写错误等情况，需加强人员职责培训，并建立双人填报制度，即一人填报另一人审核，且提交结果后需在已上报结果中再次核对。

(6) 实验室环境：实验室的温、湿度及气流等是否不符合要求，导致仪器设备性能受影响、质控品出现降解或被污染等情况。

(7) 诚信：实验室是否与其他实验室沟通检测结果或使用其他实验室的检测结果上报等。

(8) 不明原因：可能反映实验室偶然偏离了正常的能力状态，是随机误差所致。

2. 来自实验室外部

(1) 室间质量评价标本自身存在质量问题，如均一性、稳定性不符合要求，存在基质效应或干扰因素，运输条件不符合要求导致标本变质等。

(2) 室间质量评价组织者的公议值或靶值定值不准、分组不适当等。

　　此外，即使是满意的室间质量评价成绩也需对结果进行分析，观察各标本检测结果与靶值间偏差的大小及分布。如检测结果与靶值的偏差较大接近允许范围的上限或下限，或者检测结果与靶值的偏差均分布于靶值的一侧（图 2-12 至图 2-15），提示可能存在由于操作、试剂、仪器等原因导致的随机误差或系统误差，需梳理检测流程，及时查找原因并采取相应的纠正措施，预防更为严重的问题出现。

　　目前，临床基因扩增检验实验室尚有部分检测项目没有室间质量评价计划，对于无室间质量评价的检测项目需进行实验室间比对。实验室间比对是指按照预先规定的条件，由两个或多个实验室对相同或类似的物品进行测量或检测的组织、实施和评价。实验室需编写本室的实验室间比对程序文件，包括比对项目、比对实验室的选择、比对的频率及时间、比对标本的制备、比对标本的保存及运送、比对的检测过程、比对结果的判断标准及分析、纠正及预防措施等内容，并设计相应的记录表。在日常工作中切实执行，作为实验室质量保证的有效补充。

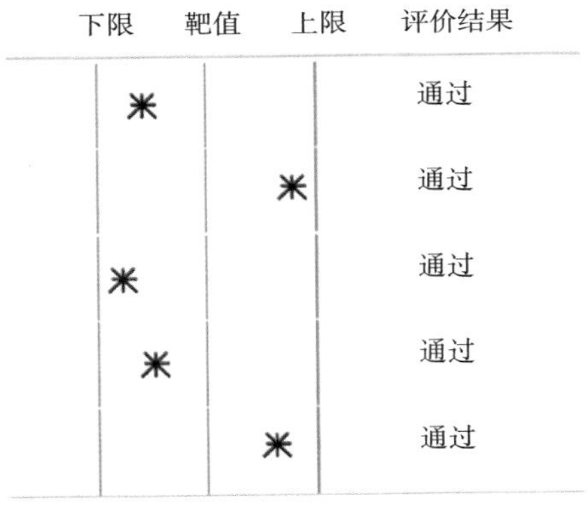

▲ 图 2-12　所有检测结果与靶值偏差较大

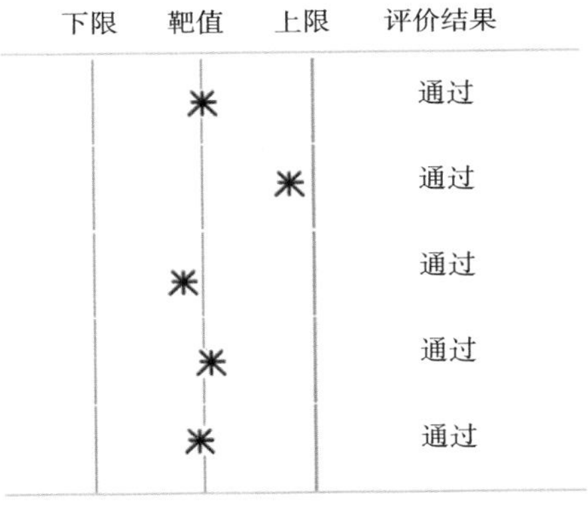

▲ 图 2-13　部分检测结果与靶值偏差较大

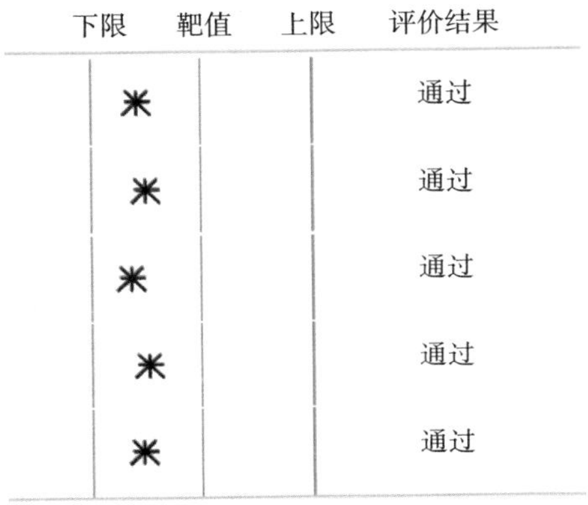

▲ 图 2-14　所有检测结果均分布于靶值左侧

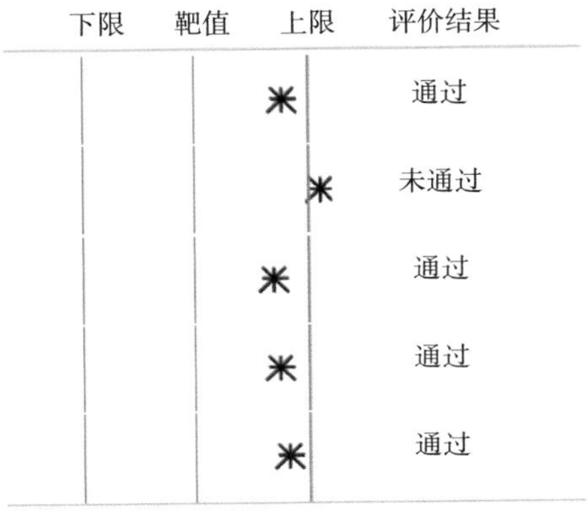

▲ 图 2-15　所有检测结果均分布于靶值右侧

示例 1	

×××单位×××实验室	文件编号：××××××
	版本号：1　修订号：0
乙型肝炎病毒核酸定量检测标准操作规程	生效日期：×年×月×日
	第1页　共13页

1. 目的

规范本实验室实时荧光 PCR 法定量检测乙型肝炎病毒核酸的实验操作，确保检测结果的准确性。

2. 适用范围

本实验室分子生物学组的乙型肝炎病毒核酸定量检测。

3. 授权操作人员

本实验室分子生物学组检验人员 ×××、×××、×××。

4. 测定原理

本试剂盒采用乙型肝炎病毒－核酸释放剂快速裂解、释放血浆标本中的乙型肝炎病毒核酸，利用针对乙型肝炎病毒核酸保守区设计的一对特异性引物、一条特异荧光探针，配以 PCR 液，在荧光定量 PCR 仪上，应用实时荧光定量 PCR 检测技术，通过荧光信号的变化实现乙型肝炎病毒核酸的定量检测。

5. 标本

类型：血浆标本，使用 EDTA-K$_2$ 抗凝，不可使用肝素抗凝。

拒收状态：重度溶血标本（Hb＞0.5g/dl）拒收，轻中度溶血标本（Hb＜0.5g/dl）可接收（示例图 1-1）。

6. 试剂及室内质控品

6.1　试剂

来源：××公司

由以下组分组成（示例表 1-1）。

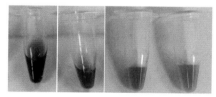

2g/dl	1g/dl	0.5g/dl	0.25g/dl
拒收		可接收	

▲ 示例图 1-1　标本溶血度对比图

示例表 1-1　试剂组分

序　号	试剂名称	规格与装量	主要成分
1	乙型肝炎病毒（HBV）-PCR 液	912μl／管 ×2 管	引物、探针、dNTP、Mg^{2+}、PCR buffer

（续表）

序　号	试剂名称	规格与装量	主要成分
2	乙型肝炎病毒（HBV）–酶混合液	96μl／管 ×1管	Taq酶、UNG酶
3	乙型肝炎病毒（HBV）–内标	50μl／管 ×1管	阳性内对照［克隆质粒、不含乙型肝炎病毒（HBV）扩增靶序列］
4	乙型肝炎病毒（HBV）–定量参考品A	50μl／管 ×1管	定值的乙型肝炎病毒（HBV）阳性样本（已灭活）
5	乙型肝炎病毒（HBV）–定量参考品B	50μl／管 ×1管	定值的乙型肝炎病毒（HBV）阳性样本（已灭活）
6	乙型肝炎病毒（HBV）–定量参考品C	50μl／管 ×1管	定值的乙型肝炎病毒（HBV）阳性样本（已灭活）
7	乙型肝炎病毒（HBV）–定量参考品D	50μl／管 ×1管	定值的乙型肝炎病毒（HBV）阳性样本（已灭活）
8	乙型肝炎病毒（HBV）–阴性对照	50μl／管 ×1管	乙型肝炎病毒（HBV）阴性样本（已灭活）
9	乙型肝炎病毒（HBV）–阳性对照	50μl／管 ×1管	定值的乙型肝炎病毒（HBV）阳性样本（已灭活）

贮存条件及稳定性：试剂避光密闭保存于（–20±5）℃，自生产之日起有效期12个月，避免反复冻融

6.2 室内质控品

来源：××公司。低值：××～××U/ml；高值：××～××U/ml。

贮存条件及稳定性：置–20℃保存，自生产之日起有效期18个月，不宜反复冻融。

7. 仪器

×××实时荧光PCR仪（仪器编号：×××　序列号：×××）。

8. 操作步骤

8.1　本实验由A、B两个岗位配合完成。A负责标本制备区标本处理、扩增及产物分析区上机、结果分析及审核报告，B负责试剂准备区试剂配制、标本制备区协助A标本处理、标本制备区安全柜和实验台面清洁及当天检测标本整理。

8.2　试剂准备（在试剂准备区操作）

8.2.1　B至试剂准备区，观察并记录冰箱温度，取出相应的试剂盒。打开试剂盒，取出盒内的PCR反应液、酶混合液、内标、标本释放剂于离心管架上，室温放置（示例图1–2）。

8.2.2　将试剂盒内剩余组分，阴性对照、阳性对照、定量参考品A、B、C、D，与前日已打印标本排布图一同放置1号传递窗中（示例图1–3）。

8.2.3　等待试剂复融期间，准备实验所需的八联管、加样吸头等耗材。取 3 个八联管架，用镊子夹取八联管放置于管架上，每架放置 4 条（示例图 1-4），放置时注意，管上圆孔偏右的一端朝上，圆孔正中的一端朝下，并在上方编上孔条号码 1～12（示例图 1-5）。

8.2.4　待离心管架上试剂充分融化后，**颠倒混匀 5 次**，振荡瞬离后放回离心管架待用。

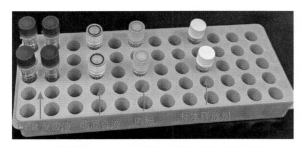

▲ 示例图 1-2　如图顺序摆放试剂室温平衡

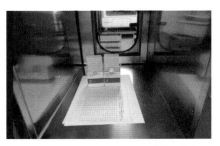

▲ 示例图 1-3　剩余组分及标本排布图放置 1 号传递窗

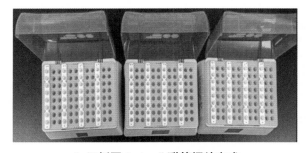

▲ 示例图 1-4　八联管摆放方式

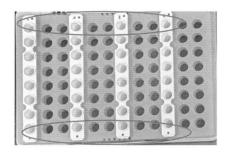

▲ 示例图 1-5　八联管摆放方向及编号位置

8.2.5　在每个孔中贴壁加入 5μl 标本释放剂，每加完一架，拿起倾斜观察折光性确认是否存在漏加情况（示例图 1-6）。加完移至 1 号传递窗中（示例图 1-7）。

8.2.6　配制反应液

标本数为 88 个，满板情况：在 4 支 1.5ml 的离心管中分别加入 PCR 液 950μl，酶混合液 50μl，内标 5μl，盖紧管盖，标上"反"字，**颠倒混匀 5 次**，振荡后瞬离。将瞬离后的反应液放置于 1 号传递窗（示例图 1-8）待用。

标本数＜88 个，不满板情况：按示例表 1-2 取相应数量的 1.5ml 的离心管进行配制，配后盖紧管盖，标上"反"字，**颠倒混匀 5 次**，振荡后瞬离。将瞬离后的反应液放置于 1 号传递窗待用。

示例表 1-2　反应液配制表（标本数＜88）

标本数	反应液（μl）	酶（μl）	内标（μl）	标本数	反应液（μl）	酶（μl）	内标（μl）
0	38	2	0.2	26	1330	70	7
1	380	20	2	27	1368	72	7.2
2	418	22	2.2	28	1406	74	7.4
3	456	24	2.4	29	1444	76	7.6
4	494	26	2.6	30	1482	78	7.8
5	532	28	2.8	31	1520	80	8
6	570	30	3	32	1558	82	8.2
7	608	32	3.2	33	1596	84	8.4
8	646	34	3.4	34	1634	86	8.6
9	684	36	3.6	35	1672	88	8.8
10	722	38	3.8	36	1710	90	9
11	760	40	4	37	1748	92	9.2
12	798	42	4.2	38	1786	94	9.4
13	836	44	4.4	39	1824	96	9.6
14	874	46	4.6	40	1862	98	9.8
15	912	48	4.8	41	1900	100	10
16	950	50	5	42	1938	102	10.2
17	988	52	5.2	43	1976	104	10.4
18	1026	54	5.4	44	2014	106	10.6
19	1064	56	5.6	45	2052	108	10.8
20	1102	58	5.8	46	2090	110	11
21	1140	60	6	47	2128	112	11.2
22	1178	62	6.2	48	2166	114	11.4
23	1216	64	6.4	49	2204	116	11.6
24	1254	66	6.6	50	2242	118	11.8
25	1292	68	6.8	51	2280	120	12

（续表）

标本数	反应液 （μl）	酶 （μl）	内标 （μl）	标本数	反应液 （μl）	酶 （μl）	内标 （μl）
52	2318	122	12.2	71	3040	160	16
53	2356	124	12.4	72	3078	162	16.2
54	2394	126	12.6	73	3116	164	16.4
55	2432	128	12.8	74	3154	166	16.6
56	2470	130	13	75	3192	168	16.8
57	2508	132	13.2	76	3230	170	17
58	2546	134	13.4	77	3268	172	17.2
59	2584	136	13.6	78	3306	174	17.4
60	2622	138	13.8	79	3344	176	17.6
61	2660	140	14	80	3382	178	17.8
62	2698	142	14.2	81	3420	180	18
63	2736	144	14.4	82	3458	182	18.2
64	2774	146	14.6	83	3496	184	18.4
65	2812	148	14.8	84	3534	186	18.6
66	2850	150	15	85	3572	188	18.8
67	2888	152	15.2	86	3610	190	19
68	2926	154	15.4	87	3648	192	19.2
69	2964	156	15.6	88	3686	194	19.4
70	3002	158	15.8				

8.2.7　整理台面，用装有 75% 乙醇的喷壶往试剂配制台面喷洒 75% 乙醇，将加样枪旋回最大量程，放回枪架，关闭振荡器、离心机，填写试剂准备区工作流程表，**完成试剂签收后**用吸水纸擦干台面乙醇后离开试剂准备区，进入标本制备区协助 A 的工作。

8.3　标本处理（在标本制备区操作）

8.3.1　A 在实验室入口系统控制屏处完成系统的温湿度、压力的登记后进入标本接收区，登记冰箱温度后，取前日已整理好的标本放入 2 号传递窗（示例图 1–9）后进入标本制备区。

8.3.2　A 进入标本制备区，开启生物安全柜，记录标本制备区冰箱温度，取出室内质控品后，至 1 号传递窗及 2 号传递窗取阴性对照、阳性对照、定量参考品 A、B、C、D、前日已打印好的标本排布图和待测标本。

8.3.3　将阴性对照、阳性对照、定量参考品 A、B、C、D **颠倒混匀 5 次**，振荡瞬离后放置于离心管架上（示例图 1-10），并按排布表整理标本（示例图 1-11），**整理过程需核对确认每一个标本号及顺序，切勿出错**！确认完毕转移至生物安全柜。

8.3.4　更换手套，取 3 个八联管架至 1 号传递窗用镊子夹取已加释放剂的八联管（示例图 1-12），转移至生物安全柜（示例图 1-13），与标本架一一对应放置。

8.3.5　**开启一盒新的 10μl 小吸头**，左手取待测标本开盖后取 5μl 血浆加入对应孔中，吹打 5 次，原管盖上盖子按顺序放置到泡沫板上，逐一重复直至加完所有标本，废弃吸头弃于锐器盒。**注意标本、八联管孔，加样吸头一一对应**（示例图 1-14），**加样过程切勿聊天，默数位置；每加完一架，拿起倾斜观察折光性及颜色确认是否存在漏加情况**（示例图 1-15），**然后盖上盒盖，开启计时器计时，静置 10min**。

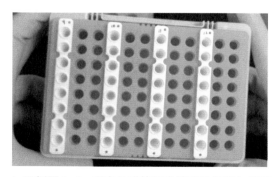

▲ 示例图 1-6　观察八联管折光性确认无漏加情况

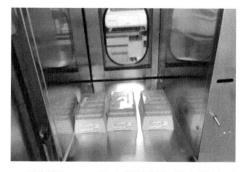

▲ 示例图 1-7　标本释放剂加样完毕放置 1 号传递窗

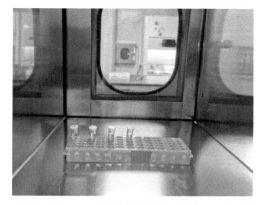

▲ 示例图 1-8　反应液配制完毕放置 1 号传递窗

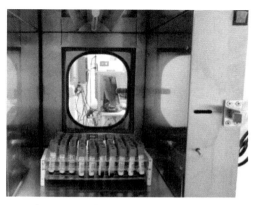

▲ 示例图 1-9　整理待测标本放置 2 号传递窗

★每批次实验均需带入试剂盒阴性对照、阳性对照、定量参考品 A、B、C、D、低值室内质控（QCL）和高值室内质控（QCH）。按如下顺序加样于同一条八联管的不同孔位，A 孔加试剂盒阴性对照、B 孔加试剂盒阳性对照、C 孔加定量参考品 A、D 孔加定量参考品 B、E 孔加定量参考品 C、F 孔加定量参考品 D、G 孔加低值室内质控（QCL）、H 孔加高值室内质控（QCH）。1 月份该八联管放于第一列，2 月份该八联管放于第二列，以此类推，12 月份该八联管放于第十二列。

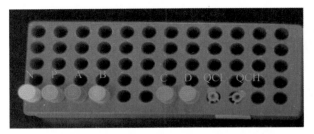

▲ 示例图 1-10　阴阳对照、定量参考品及室内质控品的摆放顺序

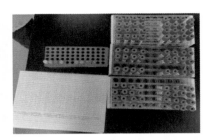

▲ 示例图 1-11　按排布表位置排列标本

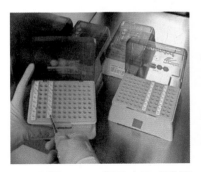

▲ 示例图 1-12　镊子夹取八联管至新管架

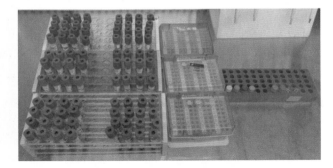

▲ 示例图 1-13　八联管与标本架孔位一一对应

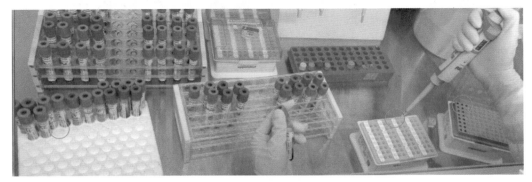

▲ 示例图 1-14　标本位、八联管孔位和加样吸头孔位一一对应

8.3.6 B 进入 2 区，先至 1 号传递窗取已配制的 PCR 反应液给 A 后，用装有 75% 乙醇的喷壶喷洒 1 号传递窗后，打开八联管盒的盖子，关上传递窗门，开启紫外灯照射（示例图 1-16），**然后在旁协助 A**。

8.3.7 **A 更换手套**，在静置 10min 后的八联管标本孔中每孔加入 PCR 反应液 40μl，用镊子夹取管盖（小心手套勿触及管盖内面）盖上后交由 B 确认盖子盖紧，瞬离后（示例图 1-17）按顺序放于一个八联管架上，并放置于 3 号传递窗中（示例图 1-18）。A 完成操作后，填写标本制备区流程表相应的部分，并将流程表中的标本排布图放置于 3 号传递窗后至扩增及产物分析区上机。

8.3.8 B 整理台面及生物安全柜，在台面、生物安全柜及镊子上用装有 75% 乙醇的喷壶喷洒 75% 乙醇，将加样枪旋回最大量程，放回枪架，关闭振荡器、离心机，盖上锐器盒（如锐器盒容量达 2/3，则更换新锐器盒）；试管架、离心管架等归

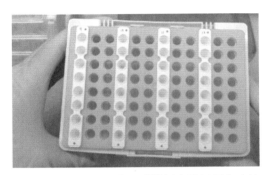

▲ 示例图 1-15 观察八联管折光性及颜色确认无漏加情况

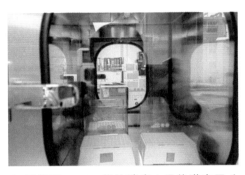

▲ 示例图 1-16 紫外消毒 1 号传递窗及八联管盒

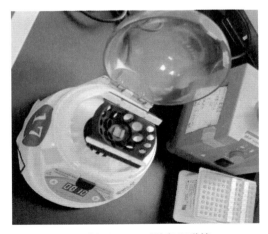

▲ 示例图 1-17 瞬离八联管

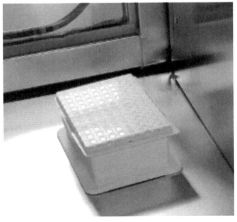

▲ 示例图 1-18 按顺序摆放八联管后放置 3 号传递窗

位，整理做完的标本放置于 2 号传递窗（示例图 1-19），填写标本制备区流程表相应的部分并将流程表放于 3 号传递窗后，用吸水纸擦干台面、生物安全柜及镊子上的乙醇并将镊子开口向上摆放于加样枪架上，关闭生物安全柜，打开紫外灯照射（示例图 1-20）。关闭 1 号传递窗紫外灯后离开标本制备区，至 2 号传递窗取出已检标本，用装有 75% 乙醇的喷壶喷洒 2 号传递窗后，关上传递窗门，打开紫外灯后进入标本接收区。将已检标本放置于"已检标本"位置（示例图 1-21），并签收入库第一批标本。完成签收入库后，离开标本接收区，关闭 2 号和 3 号传递窗紫外灯后离开实验室。

8.4 核酸扩增及检测（在扩增及产物分析区操作）

8.4.1 A 至 3 区，打开电脑及 Roche Z480 荧光 PCR 仪，在出现的界面上选择"User defined Workflow"（示例图 1-22）回车进入系统，选择"Instrument Opetator"输入密码"******"进入桌面。

8.4.2 双击"bianhao.xls"（示例图 1-23），在 B1 位置按标本排布图编号输入起始标本号后回车，自动填充标本号。选择 B1～B96 后按"Ctrl+C"进行复制。

8.4.3 双击"LightCycler480 SW UD"图标（示例图 1-23）进入软件，在弹

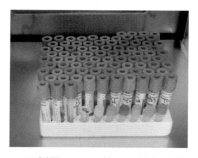

▲ 示例图 1-19 整理已检标本放置 2 号传递窗

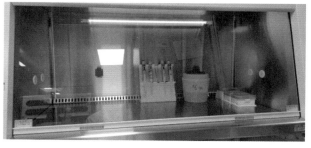

▲ 示例图 1-20 完成生物安全柜日维护保养后紫外照射

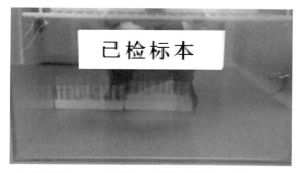

▲ 示例图 1-21 已检标本按要求放置规定冰箱区域

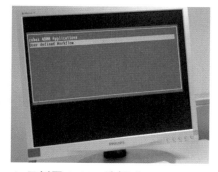

▲ 示例图 1-22 选择"User defined Workflow"进入系统

出的登录框中输入用户名"admin"，密码"******"，进入主界面；单击"New Experiment from Template"，选择"HBV-PM-SX"进入模板；点击"Sample Editor"（示例图 1–24），选择"Abs Quant"，勾选 465–510，点击"🔳"，按 A1、B1、C1…排序，选中"Sample 1"后按"Ctrl+V"进行标本号粘贴后，确认与标本排布图一致。

8.4.4　勾选 540～610（示例图 1–25），将 C6～F6 标本类型改为"Standard"，依次输入浓度值 4E7、4E6、4E5、4E4。

8.4.5　点击"🔳"（示例图 1–26），选择"System Admin → Experiments → HBV-SX-PM →年份→月份"，在"Name"输入文件名（实验日期例 20220211），点击"🔳"保存。

8.4.6　按压开舱按钮，仪器自动弹出扩增舱，将 3 号传递窗中八联管条放置于扩增托架上，再次确认管盖是否盖紧，并且确认顺序，放平整后关闭扩增舱，点击"Start Run"开始运行。

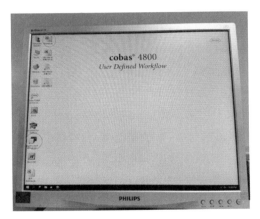

▲ 示例图 1–23　编号与检测系统图标

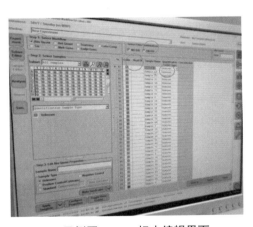

▲ 示例图 1–24　标本编辑界面

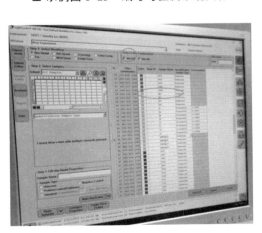

▲ 示例图 1–25　定量参考品输入界面

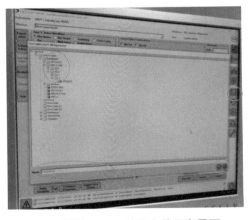

▲ 示例图 1–26　结果文件保存界面

8.4.7 用装有 75% 乙醇的喷壶喷洒 3 号传递窗后，关上传递窗门，打开紫外灯后离开实验室。

9. 结果分析

9.1 1h 后扩增结束，A 进入 3 区，点击 "Analysis → Abs Quant/Fit Points → ▣"（示例图 1-27）进入结果分析界面。

9.2 查看内标，点击 "Filter Comb → 465-510 → Calculate"（示例图 1-28），观察内标是否均有扩增，如有未扩增的标本，在排布图上记录（阳性对照及标准品对内标不做要求），并在复查登记表上记录标本号及复查原因；观察内标是否相对集中，如发现内标离散过大（$Ct_{max}-Ct_{min}>5$），记录并报告组长。

9.3 计算标准曲线，点击 "Filter Comb → 540~610" 切换 HBV 通道（示例图 1-29），选中 C6~F6 标准曲线，拖阈值线至合适位置，使其处于 "S" 形曲线的起跳处，且四条曲线的间距 Ct 差值 3.3 左右，点击"Calculate"进行计算，记录"Error、Efficiency、Slope、YIntercept、Threshold、Noise band、阳性对照、QCL、QCH"。

9.4 判断实验有效性：同时满足以下条件，实验有效，否则实验无效，重新进行。

9.4.1 阴性对照：无 Ct 值显示，内标检测为阳性（Ct 值≤40）。

9.4.2 阳性对照：检测浓度值为（1.26~12.6）× 10^5 U/ml。

9.4.3 Error＜0.2、Efficiency1.8~2.2、Slope3~3.6、YIntercept 40~50。

9.5 数据传输：全选标本（示例图 1-30），在左下标本结果处单击右键，点击 "Export Table"，将结果保存至 D:/HBV RESULT →年份→月份→文件名（实验日期例20220211）。选中当日结果文件，复制至 D:/54977，待其消失后结果自动传输到 LIS 系统。

9.6 室内质控判断：登录 LIS 系统室内质控模块，查看质控结果，按照《室内质量控制操作规程》判断是否在控，如失控启动失控分析处理，如在控进行结果的打印及审核。

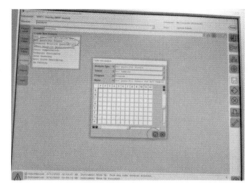

▲ 示例图 1-27 进入结果分析界面

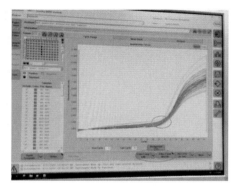

▲ 示例图 1-28 查看内标扩增情况

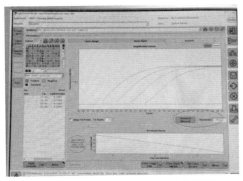 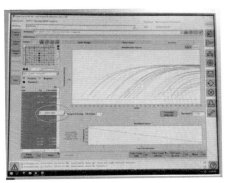

▲ 示例图 1-29　标准曲线计算界面　　　　▲ 示例图 1-30　导出数据界面

9.7　结果底单打印及审核：至 D:/HBV RESULT →年份→月份→文件名（实验日期例 20220211）打开当天结果文件，全选复制，打开桌面 HBV-PM-SX 结果打印表格，在 Results 中 A1 粘贴，查看 Sheet1 无误后，另存至 D:/ HBV-PM-SX 结果打印→年份→月份→文件名（实验日期例 20220211）。选择该文件复制后粘贴至 D:/FILE2。登录内网联机电脑，双击"我的电脑→文件打印 - 右 54977，打印结果底单。底单中的结果与电脑上原始曲线一一核对，记录异常曲线，如需复查在复查登记表上记录标本号及复查原因。

9.8　登录 LIS 系统，结合患者诊断、既往结果、生化肝功能、免疫两对半结果进行报告审核，如需复查在复查登记表上记录标本号及复查原因。审核结束，把扩增后的八联管装入自封袋中，封好弃于垃圾桶中，关闭仪器、电脑。填写流程表，并存放于当月流程表抽屉中后离开 3 区。如有复查标本，至标本接收区找出复查标本，放于复查架上，结束当天实验。

9.9　完成第二批标本签收入库，进行第二天工作准备，填写交接班表拍照发工作群后离开实验室，在实验室入口系统控制屏处完成系统的温湿度、压力的登记后关闭系统。

10. 结果报告

10.1　检测标本定量值<30U/ml 时，报告结果为<检测下限。

10.2　检测标本定量值 30～100U/ml 时，报告结果为测定值，并备注"定量结果仅供参考"。

10.3　检测标本定量值为（1×10^2）～（5×10^9）U/ml，直接报告定量结果。

10.4　检测标本定量值>5×10^9U/ml 时，直接报告结果为>5×10^9U/ml。

11. 性能指标

11.1　本试剂盒的最低检出限 30U/ml，定量线性为（1×10^2）～（5×10^9）U/ml。

11.2 精密度：批内精密度 CV≤5%，批间精密度 CV≤5%。

11.3 抗干扰能力：血红蛋白（≤0.5g/dl）、总胆红素（≤28mg/dl）、甘油三酯（≤3000mg/dl）、总 IgG（≤40g/L）对检测结果没有影响。

11.4 本试剂盒与甲型肝炎病毒（HAV）、丙型肝炎病毒（HCV）、人类免疫缺陷病毒（HIV）、梅毒螺旋体（TP）、巨细胞病毒（CMV）、Epstein-Barr 病毒（EBV）、单纯疱疹病毒（HSV）病原体感染标本无交叉反应。

12. 注意事项

12.1 实验前，应详细阅读试剂盒使用说明书。

12.2 后面区域使用的物品、产生的记录及 PCR 产物等严禁进入前面的区域，以免造成实验室污染。

12.3 应将标本视为潜在的传染性物质，实验操作后，工作台面需进行清洁消毒，与标本有接触的所有材料在丢弃前均应高压灭菌，防止污染环境。

13. 支持性文件

[1] ××公司《乙型肝炎病毒核酸扩增检测试剂盒（PCR- 荧光探针法）说明书》

[2] 李金明. 实时荧光 PCR 技术. 2 版. 北京：人民军医出版社

[3] 医疗机构临床基因扩增检验实验室工作导则

[4] 文件编号 ×××《标本采集与运输管理程序》

[5] 文件编号 ×××《标本采集、运送、接收与保存规程》

[6] 文件编号 ×××《室内质量控制操作规程》

14. 质量记录

[1] 文件编号 ×××《××医院检验科 PCR 室工作流程图》

[2] 文件编号 ×××《××医院检验科 PCR 室不合格标本记录表》

[3] 文件编号 ×××《××医院检验科 PCR 室复查标本登记表》

[4] 文件编号 ×××《××医院检验科 PCR 室室内质控失控记录表》

15. 本操作规程的变动程序

本规程如有任一使用者提出内容有不妥之处或检测体系出现变动，需由组长召集所有相关人员进行讨论，确定是否修改。若确定修改，则由提出者进行修改，组长审核后提交科主任批准，并对所有相关人员进行宣贯和培训。

编写人	审核人	批准人

示例 2

×××医院检验科 PCR 实验室工作流程图

实验日期：　　　年　　　月　　　日　　　表格编号：×××

本表使用说明

1. 本记录表格严格按单一流向流动，即试剂准备区→标本处理区→扩增及产物分析区，严禁逆向
2. 各项目执行后在相应的项目前方框内打"√"
3. 实验室内温度为 16～30℃，湿度为 30%～75% 为合格
4. 实验结束将本表放于扩增及产物分析区的"当月流程表"抽屉中，按月整理后放于扩增及产物分析区的"当年流程表"抽屉中，按年转移至实验室文件柜中，存档 5 年

试剂准备区（一区）　　　　　　　　　　　　　　　操作者：＿＿＿＿＿＿＿

1. 实验前： □打开通风设备　　□紫外消毒 1h　　室内温度＿＿＿＿℃；相对湿度＿＿＿＿%
　　　　　缓冲区压力＿＿＿＿kPa（10±3）kPa　　实验区压力＿＿＿＿kPa（20±3）kPa

2. 试剂盒和用量： 试剂厂家：□××1　　□××2　　□其他＿＿＿＿＿＿＿

项目	批号	有效期	实验试剂用量（盒）	试剂签收	库存（盒）	预警（盒）
HBV	×××	×××		□是　□否		20
×××	×××	×××		□是　□否		3
×××	×××	×××		□是　□否		5
×××	×××	×××		□是　□否		5

3. 本次实验是否进行试剂质检 □否
　　　　　　　　　　　　　　　□是　□形成质检的书面记录

项目＿＿＿＿＿试剂批号＿＿＿＿＿质检保存的文件名＿＿＿＿＿，质检结论：□合格　□不合格
项目＿＿＿＿＿试剂批号＿＿＿＿＿质检保存的文件名＿＿＿＿＿，质检结论：□合格　□不合格

4. 仪器使用及维护记录

加样枪是否在校准有效期内　　□是　　□否　　加样枪使用是否正常　　□是　　□否
×××离心机使用是否正常　　□是　　□否　　×××振荡器使用是否正常　　□是　　□否

5. 实验后： □75% 乙醇消毒台面　　　□1000mg/L 含氯消毒液消毒地面
　　　　　□按文件编号 ×××《实验室废弃物处理程序》处理实验废弃物
　　　　　□紫外消毒 1h
　　　　　紫外灯管累计时间（h）：悬挂式紫外灯＿＿＿＿＿＿＿可移动紫外灯＿＿＿＿＿＿＿

标本制备区（二区）　　　　　　　　　　　　　　　操作者：＿＿＿＿＿＿＿

1. 实验前： □打开通风设备　　□紫外消毒 1h　　室内温度＿＿＿＿℃；相对湿度＿＿＿＿%
　　　　　缓冲区压力＿＿＿＿kPa（−20±3）kPa　　实验区压力＿＿＿＿kPa（−10±3）kPa

（续表）

2. 室内质控品来源和批号

项目	来源	浓度	批号	有效期	浓度	批号	有效期
HBV	×××	低值	×××	×××	高值	×××	×××
×××	×××	低值	×××	×××	高值	×××	×××
×××	×××	低值	×××	×××	高值	×××	×××
×××	×××	低值	×××	×××	高值	×××	×××

3. 仪器使用及维护记录

加样枪是否在校准有效期内 □是 □否

加样枪使用是否正常 □是 □否

××× 离心机使用是否正常 □是 □否

××× 振荡器使用是否正常 □是 □否

××× 核酸提取仪使用是否正常 □是 □否

是否按文件编号 ××× 进行日保养 □是 □否

××× 生物安全柜使用是否正常 □是 □否

是否按文件编号 ××× 进行日保养 □是 □否

4. 核酸提取和加样： 是否按文件编号 ××× 对标本进行核酸提取和加样 □是 □否

标本编号及扩增仪位置见标本排布图

5. 实验后： □ 75% 乙醇消毒台面 □ 1000mg/L 含氯消毒液消毒地面

□按文件编号 ×××《实验室废弃物处理程序》处理实验废弃物

□紫外消毒 1h

紫外灯管累计时间（h）：悬挂式紫外灯_____ 可移动紫外灯_____ 生物安全柜_____

扩增及产物分析区（三区） 操作者：_____

1. 实验前： □打开通风设备 □紫外消毒 1h 室内温度_____℃；相对湿度_____%

缓冲区压力_____kPa（−20±3）kPa 实验区压力_____kPa（−10±3）kPa

2. 扩增仪： □开机及运行正常 □按文件编号 ××× 设定扩增参数及操作

扩增文件保存路径及文件名_____

结果文件保存路径及文件名_____

3. 结果分析

HBV：阴性对照：结果_____ 内标_____ Ct（≤40） 是否有效 □是 □否

弱阳性对照：结果_____ 有效范围 ××～×× 是否有效 □是 □否

标准曲线：斜率_____（3～3.6）截距____（40～50）r 值_____（≥0.98）阈值线_____

本批次实验结果是否有效 □是 □否

室内质控：低值结果_____ 对数值_____ 是否在控 □是 □否

高值结果_____ 对数值_____ 是否在控 □是 □否

本批次实验是否在控 □是 □否

（续表）

×××：阴性对照：结果＿＿＿＿＿内标＿＿＿＿＿Ct（≤×）　　　　是否有效　　□是　　　□否 　　　　弱阳性对照：结果＿＿＿＿＿有效范围×× ～ ××＿＿＿＿＿　是否有效　　□是　　　□否 　　　　标准曲线：斜率＿＿＿＿＿（×～×）截距＿＿＿＿＿（×～×）r 值＿＿＿＿＿（≥×）阈值线＿＿＿＿＿ 　　　　**本批次实验结果是否有效　　□是　　　□否** 　　　　室内质控：低值结果＿＿＿＿＿对数值＿＿＿＿＿是否在控　　□是　　　□否 　　　　　　　　高值结果＿＿＿＿＿对数值＿＿＿＿＿是否在控　　□是　　　□否 　　　　**本批次实验是否在控　　□是　　　□否**	

4.结果报告：□结果审核报告及底单打印 　　　　　异常结果标本号＿＿＿＿＿＿＿＿＿＿＿＿＿＿＿＿＿＿＿＿＿＿ 　　　　　详见文件编号 ×××《×××复查标本登记表》	
5.失控分析及纠正措施：见　　　年　　月　　日　　　　文件编号 ×××室内质控失控记录表	
6.特殊情况说明及处理：	
7.实验后：□ 75% 乙醇消毒台面　　　□ 1000mg/L 含氯消毒液消毒地面 　　　　　□按文件编号 ×××《实验室废弃物处理程序》处理实验废弃物 　　　　　□紫外消毒 1h 　　　　　紫外灯管累计时间（h）：悬挂式紫外灯＿＿＿＿＿＿＿可移动紫外灯＿＿＿＿＿＿＿	

标本排布图　　批次：□第 1 批　　□第 2 批　　仪器：□ ××1　　□ ××2											
	1	2	3	4	5	6	7	8	9	10	11	12
A												
B												
C												
D												
E												
F												
G												
H												

备注："K"表示试剂空白对照；"N"表示阴性对照；"+/–"表示弱阳性对照；"+"表示阳性对照；"S"代表标准品；"QCL"代表室内质控低值；"QCH"代表室内质控高值；"B"代表 HBV-DNA；"×"代表 ×××；"F"代表复查的标本

×××单位×××实验室	文件编号：××××××
	版本号：1　　修订号：0
×××生物安全柜维护保养标准操作规程	生效日期：×年×月×日
	第1页　　共3页

1. 目的

根据仪器说明书的要求，结合实际工作及工程师建议，制订仪器的维护保养标准操作规程，定期对×××生物安全柜进行日常维护保养，以保证仪器稳定、安全运转，从而保证检验结果准确性。

2. 适用范围

分子生物学组的×××生物安全柜维护保养。

3. 授权操作人员

分子生物学组检验人员×××、×××，仪器工程师×××。

4. 操作步骤

4.1　日保养

4.1.1　当天实验操作完毕后，当班工作人员立即进行清洁消毒。用装有75%乙醇的喷壶向安全柜工作台面喷洒乙醇，确保覆盖整个台面，静置5min，再用吸水纸擦拭干净。

4.1.2　安全柜继续运行5min后关闭风机。

4.1.3　关闭前窗玻璃，将门体拉至最底部。

4.1.4　关闭仪器电源开关。

4.1.5　按控制面板上紫外灯按钮，打开紫外灯照射30min。

4.1.6　在流程表中记录生物安全柜的使用及日保养情况。

4.2　周保养

不适用。

4.3　月保养：由分子生物学组检验人员×××、×××在每月×日（如遇周末或节假日，则顺延至周一或开假第一天）执行。

4.3.1　清空生物安全柜内物品，将吸水纸用75%乙醇湿润后擦拭内壁、台面及紫外灯管。然后用装有75%乙醇的喷壶喷洒内壁及台面，静置5min，再用吸水纸擦拭干净。

4.3.2　提起操作台前部的拉钩，掀开操作台面，将吸水纸用75%乙醇湿润后擦拭底板。然后用装有75%乙醇的喷壶喷洒底板，静置5min，再用吸水纸擦拭干净。

4.3.3　使用清水湿润的毛巾擦拭仪器外表、前窗玻璃。

4.3.4　填写文件编号 ×××《×× 医院检验科 PCR 室生物安全柜月保养记录表》。

4.4　季保养：由分子生物学组检验人员 ×××、××× 在每年 1 月、4 月、7 月、10 月 × 日（如遇周末或节假日，则顺延至周一或开假第一天）执行。

4.4.1　取一张紫外线照射强度检测卡，置于生物安全柜台面正中，打开紫外灯，定时 1min，关闭紫外灯并将检测卡与标准卡比较，如检测卡的颜色与标准卡的颜色相近或更深，则紫外灯照射强度符合要求；如检测卡的颜色比标准卡的颜色为浅，则紫外灯照射强度不符合要求，通知工程师更换灯管，以保证生物安全柜的消毒效果。

4.4.2　填写文件编号 ×××《×× 医院检验科 PCR 室紫外灯管紫外线照射强度监测记录表》，并将检测卡贴于表中。

4.5　半年保养

不适用。

4.6　年保养

不适用。

4.7　不定期保养

任何时候出现标本喷溅、溢洒的情况，当班工作人员需立即停止实验，用吸水纸覆盖污染处后使用 5500mg/L 含氯消毒剂作用 30min，再用 75% 乙醇湿润吸水纸后擦拭污染处 2 遍，最后用清水湿润吸水纸后擦拭污染处 2 遍。处理完成后填写文件编号 ×××《×× 医院检验科 PCR 室应急处理记录表》。

5. 注意事项

5.1　生物安全柜应放置水平地面上，四周保持良好的通风条件，避免靠近水池、火炉、腐蚀性物质、强磁场、潮湿、多尘、日照强烈的地方。

5.2　每日清洁消毒工作结束后，必须继续维持气流循环 5min，再关闭风机。

5.3　禁止在 1min 内反复操作电源开关，以免因频繁动作而损坏电器元件。

5.4　记录紫外灯管的累计使用时间，当超过使用寿命（1000h）应及时更换生物安全柜内的紫外灯管，以保证生物安全柜的灭菌效果。

5.5　定期监测生物安全柜内紫外灯管的紫外线照射强度，对照射强度低于 $70\mu W/cm^2$ 的紫外灯管应予以更换，以保证生物安全柜的消毒效果。

6. 支持性文件

[1]　《××× 生物安全柜使用说明书》

[2]　文件编号 ×××《仪器设备管理使用程序》

[3]　文件编号 ×××《应急处理程序》

7. 技术记录

[1]　文件编号 ×××《×× 医院检验科 PCR 室工作流程图》

[2]　文件编号 ×××《×× 医院检验科 PCR 室生物安全柜月保养记录表》

[3]　文件编号 ×××《×× 医院检验科 PCR 室紫外灯紫外线照射强度监测记录表》

[4]　文件编号 ×××《×× 医院检验科 PCR 室应急处理记录表》

8. 本操作规程的变动程序

本规程如有任一使用者提出内容有不妥之处或检测体系出现变动，需由组长召集所有相关人员进行讨论，确定是否修改。若确定修改，则由提出者进行修改，组长审核后提交科主任批准，并对所有相关人员进行宣贯和培训。

编写人	审核人	批准人

示例 4

×××单位×××实验室	文件编号：××××××
	版本号：1　　修订号：0
×××实时荧光 PCR 仪维护保养标准操作规程	生效日期：×年×月×日
	第1页　　共3页

1. 目的

根据仪器说明书的要求，结合实际工作及工程师建议，制订仪器的维护保养标准操作规程，定期对 ××× 实时荧光 PCR 仪进行日常维护保养，以保证仪器稳定、安全运转，从而保证检验结果准确性。

2. 适用范围

分子生物学组的 ××× 实时荧光 PCR 仪维护保养。

3. 授权操作人员

分子生物学组检验人员 ×××、×××，仪器工程师 ×××。

4. 操作步骤

4.1　日保养

不适用。

4.2　周保养

不适用。

4.3　月保养：由分子生物学组检验人员 ×××、××× 在每月 ×日（如遇周末或节假日，则顺延至周一或开假第一天）执行。

4.3.1　清洁仪器外壳：用清水湿润干净的毛巾擦拭仪器外壳。

4.3.2　清洁样品槽

4.3.2.1　点击弹出按钮，弹出托盘，取出样品槽。

4.3.2.2　用棉签蘸取 75% 乙醇，逐个擦洗样品槽反应孔。

4.3.2.3　晾干后放回样品槽托盘。

4.3.2.4　拉出移动紫外车灯管使其距样品槽约 90cm，打开紫外灯定时照射 1h。

4.3.2.5　填写文件编号 ×××《××医院检验科 PCR 室扩增及产物分析区月清洁维护记录表》。

4.4　季保养

不适用。

4.5　半年保养

不适用。

4.6 年保养

不适用。

4.7 不定期保养：任何时候出现样品槽污染情况，当班工作人员应立即进行清洁。

4.7.1 点击弹出按钮，弹出托盘，取出样品槽。

4.7.2 将样品槽放入含有有效氯浓度 1000mg/L 消毒液中浸泡 30min。

4.7.3 取出浸泡后的样品槽，清水充分冲洗后放置于吸水纸上晾干。

4.7.4 用棉签蘸取浓度 75% 乙醇，逐个擦洗样品槽反应孔。

4.7.5 晾干后放回样品槽托盘。

4.7.6 填写文件编号 ×××《×× 医院检验科 PCR 室 ××× 实时荧光 PCR 仪不定期保养记录表》。

4.7.7 如污染较为严重，联系工程师进行处理。

5. 注意事项

5.1 仪器应放置在水平坚固的台面上，电源电压需匹配，并有良好的接地；避免仪器靠近水池、火炉、腐蚀性物质、强磁场等地方。

5.2 仪器应处于清洁环境中，运行时室温为 15～25℃、湿度为 30%～70%，以防止仪器内的程控芯片和其他电子元件不正常工作。

5.3 仪器周围保留 30cm 以上空间，便于散热。

5.4 不要用水或其他洗涤剂冲洗仪器。

5.5 使用时，严禁在样品槽内放置规格不符的反应管，以免损伤热盖。

5.6 检测结束后，要关闭仪器的电源，以延长仪器卤素灯的使用寿命。

5.7 仪器与计算机相连，对于系统自动生成的数据文件，严禁擅自删除。

5.8 未经授权，任何人或单位不得擅自拆机。

6. 支持性文件

[1] 《××× 实时荧光 PCR 仪安装和使用手册》

[2] 李金明 . 实时荧光 PCR 技术 . 2 版 . 北京：人民军医出版社

[3] 文件编号 ×××《仪器设备管理使用程序》

7. 技术记录

[1] 文件编号 ×××《×× 医院检验科 PCR 室扩增及产物分析区月清洁维护记录表》

[2] 文件编号 ×××《×× 医院检验科 PCR 室 ××× 实时荧光 PCR 仪不定期保养记录表》

8. 本操作规程的变动程序

本规程如有任一使用者提出内容有不妥之处或检测体系出现变动，需由组长召集所有相关人员进行讨论，确定是否修改。若确定修改，则由提出者进行修改，组长审核后提交科主任批准，并对所有相关人员进行宣贯和培训。

编写人	审核人	批准人

示例 5	

×××单位×××实验室	文件编号：××××××
	版本号：1　修订号：0
×××全自动核酸分子杂交仪维护保养标准操作规程	生效日期：×年×月×日
	第1页　　共3页

1. 目的

根据仪器说明书的要求，结合实际工作及工程师建议，制订仪器的维护保养标准操作规程，定期对×××全自动核酸分子杂交仪进行日常维护保养，以保证仪器稳定、安全运转，从而保证检验结果准确性。

2. 适用范围

分子生物学组×××全自动核酸分子杂交仪的维护保养。

3. 授权操作人员

分子生物学组检验人员×××、×××，仪器工程师×××。

4. 操作步骤

4.1　日保养：由分子生物学组检验人员×××、×××在每次实验结束时执行。

4.1.1　每次实验操作完成后，关闭电源，然后用清水湿润干净毛巾擦拭杂交平台，晾干10min后盖上前盖。

4.1.2　用清水冲洗硅胶膜和铝盖板，晾干，次日放回杂交平台。

4.1.3　填写文件编号×××《××医院检验科 PCR 工作流程表》。

4.2　周保养

不适用。

4.3　月保养：由分子生物学组检验人员×××、×××在每月×日（如遇周末或节假日，则顺延至周一或开假第一天）执行。

4.3.1　TMB 针冲洗：准备一个空 TMB 瓶置于试剂舱中，在仪器显示屏上点击"开始试验"→"输入标本数36"→"设置"→"冲管路"，待仪器提示"冲洗完成"后退出界面，并取出 TMB 瓶子，将瓶中液体倒掉，用清水冲洗，晾干。

4.3.2　用清水湿润干净的毛巾擦拭仪器外壳和内部杂交平台。

4.3.3　把硅胶膜和铝盖板放在浓度为1000mg/L 的含氯消毒液内浸泡1h，取出用清水冲洗，再放至清水中浸泡1h，取出冲净放实验台面晾干后放回杂交平台。

4.3.4　填写文件编号×××《××医院检验科 PCR 室产物分析区月清洁维护记录表》。

4.4　季保养

不适用。

4.5　半年保养：由仪器工程师 ××× 在每年 3、9 月上旬执行。

4.5.1　管路系统的密封性：进入软件调试界面→配液调试，配液份数设定 36，分别配 A 液和 C 液。配液过程中观察各管路系统是否有漏液或者漏气现象。

4.5.2　TMB 针冲洗：准备一个空 TMB 瓶置于试剂舱中，在仪器显示屏上点击"开始试验"→"输入标本数 36"→"设置"→"冲管路"，待仪器提示"冲洗完成"后退出界面，并取出 TMB 瓶子，将瓶中液体倒掉，用清水冲洗，晾干。

4.5.3　更换四通蠕动泵管。

4.5.3.1　断开仪器电源，拆除后盖。

4.5.3.2　取出蠕动泵管上挡块。

4.5.3.3　更换蠕动泵管，补充润滑脂。

4.5.3.4　检查仪器液路连接情况，复原仪器外观及位置。

4.5.4　填写文件编号 ×××《×× 医院检验科 PCR 室 ××× 全自动核酸分子杂交仪半年保养记录表》。

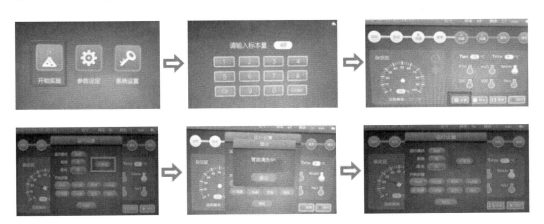

4.6　年保养

不适用。

4.7　不定期保养

不适用。

5. 注意事项

5.1　仪器应安装在承载重量大于 100kg 的台面或地面上，与其他仪器、墙壁保持间距在 15cm 以上，确保可靠散热。

5.2 不允许将水或任何清洁溶液泼洒或喷射到设备上，或者流入仪器内部

5.3 仪器使用环境要求：环境温度：5～40℃，相对湿度：≤80%。供电电源：AC 220V 50Hz 1000W。

6. 支持性文件

[1] 《×××全自动核酸分子杂交仪使用说明书》

[2] 《×××全自动核酸分子杂交仪维护手册》

[3] 李金明. 实时荧光 PCR 技术. 2 版. 北京：人民军医出版社

[4] 文件编号×××《仪器设备管理使用程序》

7. 技术记录

[1] 文件编号×××《××医院检验科 PCR 室工作流程表》

[2] 文件编号×××《××医院检验科 PCR 室产物分析区月清洁维护记录表》

[3] 文件编号×××《××医院检验科 PCR 室×××全自动核酸分子杂交仪半年保养记录表》

8. 本操作规程的变动程序

本规程如有任一使用者提出内容有不妥之处或检测体系出现变动，需由组长召集所有相关人员进行讨论，确定是否修改。若确定修改，则由提出者进行修改，组长审核后提交科主任批准，并对所有相关人员进行宣贯和培训。

编写人	审核人	批准人

示例 6

×××单位 ×××实验室	文件编号：××××××
	版本号：1　修订号：0
试剂与耗材质检程序	生效日期：×年×月×日
	第1页　共2页

1. 目的

规范实验室试剂、耗材质检，保证每批用于临床实验试剂、耗材的质量良好，符合要求，以确保检验结果准确可靠。

2. 适用范围

规范实验室试剂（HBV、PRO-HBV、HCV、EB、HCMV、UU、CT、NG、HSVⅡ、HPV、地中海贫血基因检测）、耗材（1.5ml 离心管、0.1～10μl、2～200μl、50～1000μl带滤芯吸头）的质检操作，包括温度确认、外观检查及性能检测等。

3. 授权操作人员

分子生物学组检验人员×××、×××、×××、×××、×××。

4. 工作程序

4.1　每批试剂、耗材到货后均需进行质检。

4.2　质检时间

4.2.1　温度确认：到货的当时进行。此内容针对试剂要求，耗材无须进行。

4.2.2　外观检查：到货的当时进行。

4.2.3　性能检查：到货后2周内且保证旧试剂耗材还有2周以上用量。

4.3　质检人及内容

4.3.1　试剂

4.3.1.1　温度确认：由当班的工作人员根据各项目试剂盒对温度的要求，确认运送过程的温度，详见文件编号×××《试剂质检标准操作规程》。

4.3.1.2　外观检查：由当班的工作人员接收，并当场完成外观部分的质检，质检内容详见文件编号×××《试剂质检标准操作规程》。

4.3.1.3　性能检测：按排班表由当月负责相应项目检测工作的人员负责，并在规定时间内完成，质检内容详见文件编号×××《试剂质检标准操作规程》。

4.3.2　耗材

4.3.2.1　外观检查：由当班的工作人员接收，并当场完成外观部分的质检，质检内容详见文件编号×××《耗材质检操作规程》。

4.3.2.2　性能检测：由×××在规定时间内完成，质检内容详见文件编号

×××《耗材质检标准操作规程》。

4.4 如外观检查部分出现不符合要求的情况，需拍照留存，打印附在记录表后，并导出照片保存于当年度的试剂耗材质检文件夹中。如果性能检测出现不符合要求的情况，重复实验一次，如通过则认为合格，仍未通过保留原始记录并退货处理。

5. 支持性文件

[1] 李金明. 实时荧光 PCR 技术. 2 版. 北京：人民军医出版社

6. 技术记录

[1] 文件编号 ×××《×× 医院检验科 PCR 室试剂质检记录表》

[2] 文件编号 ×××《×× 医院检验科 PCR 室耗材质检记录表》

7. 本操作规程的变动程序

本规程如有任一使用者提出内容有不妥之处或检测体系出现变动，需由组长召集所有相关人员进行讨论，确定是否修改。若确定修改，则由提出者进行修改，组长审核后提交科主任批准，并对所有相关人员进行宣贯和培训。

编写人	审核人	批准人

示例 7

×××单位×××实验室	文件编号：×××××
	版本号：1　　修订号：0
试剂质检标准操作规程	生效日期：×年×月×日
	第1页　　共3页

1. 目的

规范实验室试剂质检操作规程，保证每批用于临床实验的试剂质量良好，符合要求。

2. 适用范围

分子生物学组试剂（HBV、PRO-HBV、HCV、EB、HCMV、UU、CT、NG、HSVII、HPV、地中海贫血基因检测）质检的操作。

3. 授权操作人员

分子生物学组检验人员×××、×××、×××、×××、×××。

4. 质检时间

新批次到货后2周内且保证旧批次至少有2周以上用量。

5. 操作步骤

5.1　温度确认：根据下表各项目试剂盒对温度的要求，导出随箱温度计的温度记录，确认运送过程的温度，如符合下表所列要求，进入外观检查，若不符，当场拒收并填写试剂质检记录表。

项　目	运输贮存温度要求	项　目	运输贮存温度要求
HBV	（−20±5）℃	PRO-HBV 提取试剂盒	2～8℃
EB	（−20±5）℃	PRO-HBV 扩增试剂盒	（−20±5）℃
HCMV	（−20±5）℃	HPV 提取试剂盒	2～30℃
UU	（−20±5）℃	HPV 扩增试剂盒	≤−20℃
CT	（−20±5）℃	HPV 杂交试剂盒	2～8℃
NG	（−20±5）℃	地贫提取试剂盒	2～37℃
HSV-Ⅱ	（−20±5）℃	地贫扩增试剂盒	≤−18℃
HCV 提取试剂盒	室温	地贫杂交试剂盒	2～8℃
HCV 扩增试剂盒	（−20±5）℃		

5.2 外观检查

5.2.1 观察试剂外包装盒有无破损，查看生产厂家、生产批号、生产日期、有效期的标识是否清晰。如无破损、标识清晰、在有效期内进入下一步；如有破损、标识不清、超出有效期（拍照留存），当场拒收并填写文件编号×××《××医院检验科 PCR 室试剂质检记录表》。

5.2.2 内包装检查：按到货量的 5% 抽取，不足一盒按一盒计。检查试剂盒内包装看试剂瓶是否漏液，试剂是否齐全以及是否有使用说明书等，对于不符合要求的试剂当场拒收（拍照留存）并填写文件编号×××《××医院检验科 PCR 室试剂质检记录表》。若无，先行接收，再根据实际情况安排性能检测。

5.2.3 温度、外观检查部分出现不符合要求的情况，需拍照留存，打印附在记录表后，并导出照片保存于当年度的试剂耗材质检文件夹中。

5.3 性能检测

5.3.1 定量项目：HBV、PRO-HBV、HCV、EB、HCMV。

5.3.1.1 选择 5 份已由旧批号试剂检测过的标本：2 份低于检测下限、1 份低值（2 次方或 3 次方）、1 份中值（5 次方或 6 次方）、1 份高值（7 次方或 8 次方），由新批号试剂重新检测。如无合适浓度临床标本，可用质控品替代。

5.3.1.2 检测严格遵守对应项目的操作规程，可单独做，也可与平时实验同批进行。

5.3.1.3 试剂盒质量判定：结果的有效性判定及室内质控参照对应项目的操作规程规定，二者均符合对应项目操作规程要求，判为合格，进入下一步批号间标本结果可比性判断。有任一不符合，需重复实验一次。重复实验合格则进入下一步，仍不合格，保留原始记录并填写文件编号×××《××医院检验科 PCR 室试剂质检记录表》后退货处理。

5.3.1.4 不同批号结果可比性判定：将新批号试剂检测的 5 个数据转换为对数值，与旧批号试剂检测结果的对数值进行比较，计算偏倚，5 份标本至少有 4 份标本比对结果的偏倚 < ±7.5%（其中阴性和低值标本需符合预期）为合格。若不符合，需重复实验一次。重复实验合格则填写文件编号×××《××医院检验科 PCR 室试剂质检记录表》并进行入库登记，仍不合格，保留原始记录并填写文件编号×××《××医院检验科 PCR 室试剂质检记录表》后退货处理。

偏倚 %=（新批号试剂检测结果对数值 – 旧批号试剂检测结果对数值）/ 旧批号试剂检测结果对数值 ×100%

5.3.2 定性项目：UU、CT、NG、HSVII、HPV、地中海贫血基因检测。

5.3.2.1　选择 5 份已由旧批号试剂检测过的标本：2 份阴性、3 份阳性（临界阳性 1 份、中等强度阳性 1 份、强阳性 1 份）或不同基因型，由新批号试剂重新检测。

5.3.2.2　检测严格遵守对应项目的操作规程，可单独做，也可与平时实验同批进行。

5.3.2.3　试剂盒质量判定：结果的有效性判定及室内质控参照对应项目的操作规程规定，二者均符合对应项目操作规程要求，判为合格，进入下一步批号间标本结果可比性判断。有任一不符合，需重复实验一次。重复实验合格则进入下一步，仍不合格，保留原始记录并填写文件编号 ×××《×× 医院检验科 PCR 室试剂质检记录表》后退货处理。

5.3.2.4　不同批号结果可比性判定：将两次测定结果进行比较，结果一致为可接受，5 份标本结果均相符判为合格。若不合格，需重复实验一次。重复实验合格则填写文件编号 ×××《×× 医院检验科 PCR 室试剂质检记录表》并进行入库登记，仍不合格，保留原始记录并填写文件编号 ×××《×× 医院检验科 PCR 室试剂质检记录表》后退货处理。

6. 支持性文件

[1]　李金明 . 实时荧光 PCR 技术 . 2 版 . 北京：人民军医出版社

[2]　文件编号 ×××《试剂与耗材质检程序》

7. 技术记录

文件编号 ×××《×× 医院检验科 PCR 室试剂质检记录表》

8. 本操作规程的变动程序

本规程如有任一使用者提出内容有不妥之处或检测体系出现变动，需由组长召集所有相关人员进行讨论，确定是否修改。若确定修改，则由提出者进行修改，组长审核后提交科主任批准，并对所有相关人员进行宣贯和培训。

编写人	审核人	批准人

示例 8

×××单位×××实验室	文件编号：××××××
	版本号：1　　修订号：0
耗材质检标准操作规程	生效日期：×年×月×日
	第1页　　共3页

1. 目的

规范实验室耗材质检操作规程，保证每批用于临床实验的耗材质量良好，符合要求。

2. 适用范围

分子生物学组用于 PCR 检测项目使用的 1.5ml 离心管、带滤芯吸头（0.1～10μl、2～200μl、50～1000μl）的质检操作。

3. 授权操作人员

分子生物学组检验人员×××、×××、×××、×××、×××。

4. 质检时间

新批次到货后 2 周内且保证旧批次至少有 2 周以上用量。

5. 操作步骤

5.1　外观检查

5.1.1　观察耗材外包装箱有无破损，查看生产厂家、生产批号、生产日期、有效期的标识是否清晰。如无破损、标识清晰、在有效期内进入下一步；如超有效期当场拒收并填写文件编号×××《××医院检验科 PCR 室耗材质检记录表》；若有破损、标识不清（拍照留存），拆开查看内包装盒，如内包装盒完好，标识清晰进入下一步，如内盒破损、标识不清（拍照留存）则当场拒收并填写文件编号×××《××医院检验科 PCR 室耗材质检记录表》。

5.1.2　拆开 1.5ml 离心管一箱，抽取一盒，随机取 20 个用于观察离心管有无畸形、破损、闭盖不能的情况，只要有一个出现上述现象当场拒收（拍照留存）并填写文件编号×××《××医院检验科 PCR 室耗材质检记录表》。若无，先行接收，再根据实际情况在规定时间内完成性能检测。

5.1.3　各拆开 3 种规格（0.1～10μl、2～200μl、50～1000μl）带滤芯吸头一箱，各抽取一盒，观察 20 个滤芯吸头的外观有无畸形、破损、毛边等情况，只要有一个出现上述现象（拍照留存）当场拒收并填写文件编号×××《××医院检验科 PCR 室耗材质检记录表》。若无，先行接收，再根据实际情况在规定时间内完成性能检测。

5.2　性能检测

5.2.1　1.5ml 离心管

5.2.1.1　离心管 100℃煮沸实验：在已开箱用于外观检查的 20 个离心管中，分别加入 1000μl 的生理盐水，放于 100℃金属浴煮沸 15min，观察有无渗液、爆盖等情况，只要有一个出现上述情况（拍照留存），联系厂家退货，如无上述情况，则本实验合格，填写文件编号 ×××《××医院检验科 PCR 室耗材质检记录表》。

5.2.1.2　离心管高速离心实验：将煮沸实验合格的离心管移至高速离心机内，14 000rpm，8min，观察离心管有无渗漏、变形、管盖断裂等情况，只要有一个出现上述情况（拍照留存），联系厂家退货，如无上述情况，则本实验合格，填写文件编号 ×××《××医院检验科 PCR 室耗材质检记录表》。

5.2.2　带滤芯吸头密封性检测

5.2.2.1　制备有色溶液：取一个 15ml 离心管，加入 3ml 生理盐水，加入亚甲蓝染液一滴，振荡混匀。

5.2.2.2　从 3 个规格已开箱抽取用于外观检查的带滤芯吸头中，每盒随机抽取 20 个吸头进行实验。

5.2.2.3　将加样器吸取体积调至 10.6μl，套上 0.1～10μl 规格吸头后吸取上述有色液体，观察有色液体是否出现在滤芯之上，只要有一个出现在滤芯之上（拍照留存），说明滤芯不严，联系厂家退货，如未出现在滤芯之上为合格，填写文件编号 ×××《××医院检验科 PCR 室耗材质检记录表》。

5.2.2.4　将加样器吸取体积调至 210μl，套上 2～200μl 规格吸头后吸取上述有色液体，观察有色液体是否出现在滤芯之上，只要有一个出现在滤芯之上（拍照留存），说明滤芯不严，联系厂家退货，如未出现在滤芯之上为合格，填写文件编号 ×××《××医院检验科 PCR 室耗材质检记录表》。

5.2.2.5　将加样器吸取体积调至 1060μl，套上 50～1000μl 规格吸头后吸取上述有色液体，观察有色液体是否出现在滤芯之上，只要有一个出现在滤芯之上（拍照留存），说明滤芯不严，联系厂家退货，如未出现在滤芯之上为合格，填写文件编号 ×××《××医院检验科 PCR 室耗材质检记录表》。

5.2.3　用新批次的离心管及带滤芯的吸头按文件编号 ×××《乙型肝炎病毒核酸定量检测标准操作规程》进行乙型肝炎病毒核酸定量检测的对照品及弱阳性质控品的检测，结果的有效性判定及室内质控符合操作规程的规定即为通过，即阴性及空白无扩增，弱阳性质控在控，则说明该批次的离心管及带滤芯吸头未被污染及无抑制物。如阴性及空白出现扩增，说明该批次的离心管及带滤芯吸头可能被污染，如弱阳性质控品结果为阴性或出现 -1_{3s} 失控，说明该批次的离心管及带滤芯吸头可能存在抑制物，需重新实验验证一次，如通过则认为合格，仍未通过保留原始记录并填写文件编号 ×××《×× 医院检验科 PCR 室耗材质检记录表》后退货处理。

5.3　上述质检均合格，可判定当批次的耗材合格，在 LIS 的试剂耗材管理系统入库。

5.4　出现不符合要求的情况，需拍照留存，打印附在记录表后，并导出照片保存于当年度的试剂耗材质检文件夹中。

6. 支持性文件

[1]　李金明 . 实时荧光 PCR 技术 . 2 版 . 北京：人民军医出版社

[2]　文件编号 ×××《试剂与耗材质检程序》

[3]　文件编号 ×××《耗材质检标准操作程序》

7. 技术记录

文件编号 ×××《×× 医院检验科 PCR 室耗材质检记录表》

8. 本操作规程的变动程序

本规程如有任一使用者提出内容有不妥之处或检测体系出现变动，需由组长召集所有相关人员进行讨论，确定是否修改。若确定修改，则由提出者进行修改，组长审核后提交科主任批准，并对所有相关人员进行宣贯和培训。

编写人	审核人	批准人

示例 9

×× 医院检验科 PCR 实验室试剂质检记录表

表格编号：×××

一、温度确认部分

项　　目	温　度	温度要求	结　　论	处　理
□ HBV　　□ EB　　□ HCMV　　□ UU □ CT　　□ NG　　□ HSVII □ HCV 扩增试剂盒　　□ PRO-HBV 扩增试剂盒		(-20 ± 5)℃	□符合 □不符合	□暂收 □拒收
□ HPV 扩增试剂盒		≤-20℃	□符合 □不符合	□暂收 □拒收
□地贫扩增试剂盒		≤-18℃	□符合 □不符合	□暂收 □拒收
□ PRO-HBV 提取试剂盒 □ HPV 杂交试剂盒 □地贫杂交试剂盒		2～8℃	□符合 □不符合	□暂收 □拒收
□ HCV 提取试剂盒		室温	□符合 □不符合	□暂收 □拒收
□ HPV 提取试剂盒		2～30℃	□符合 □不符合	□暂收 □拒收
□地贫提取试剂盒		2～37℃	□符合 □不符合	□暂收 □拒收

二、外观质检部分

项　　目				
数量				
批号				
有效期				
外包装盒	□完好　　□破损	□完好　　□破损	□完好　　□破损	□完好　　□破损

（续表）

项　目				
标识	□清晰　□模糊	□清晰　□模糊	□清晰　□模糊	□清晰　□模糊
有效期	□有效期内 □有效期外	□有效期内 □有效期外	□有效期内 □有效期外	□有效期内 □有效期外
内包装盒	抽检＿＿＿盒	抽检＿＿＿盒	抽检＿＿＿盒	抽检＿＿＿盒
漏液	□有　　□无	□有　　□无	□有　　□无	□有　　□无
试剂	□齐全　□不齐全	□齐全　□不齐全	□齐全　□不齐全	□齐全　□不齐全
说明书	□有　　□无	□有　　□无	□有　　□无	□有　　□无
结论	□合格　□不合格	□合格　□不合格	□合格　□不合格	□合格　□不合格
处理	□暂收　□拒收	□暂收　□拒收	□暂收　□拒收	□暂收　□拒收

操作人：　　　　　　　日期：

三、性能质检部分

定量项目

项　目		旧批号试剂结果		新批号试剂结果		偏　倚	是否可接受	结　论
		批号：		批号：				
序　号	标本号	原始结果	对数结果	原始结果	对数结果			
1							□是　□否	
2							□是　□否	
3							□是　□否	□通过 □未通过
4							□是　□否	
5							□是　□否	

通过标准：偏倚＜±7.5%　　　仪器：　　　　试剂：　　　　比对时间：

操作人：　　　　　　　审核人：

定性项目

项　目		旧批号试剂结果		新批号试剂结果		是否可接受	结　论
		批号：		批号：			
序　号	标本号	原始结果	Ct 值	原始结果	Ct 值		
1						□是　　□否	□通过 □未通过
2						□是　　□否	
3						□是　　□否	
4						□是　　□否	
5						□是　　□否	
通过标准：5 个标本结果均一致			仪器：　　　试剂：			比对时间：	

操作人：　　　　　　审核人：

注：1. 按文件编号 ×××《试剂质检标准操作规程》进行

　　2. 有问题的情况需拍照留存，打印附后，并导至电脑当年度试剂耗材质检文件夹

示例 10

××医院检验科 PCR 实验室耗材质检记录表

表格编号：×××

一、外观质检部分

外观质检	1.5ml 离心管	带滤芯吸头 （0.1～10μl）	带滤芯吸头 （2～200μl）	带滤芯吸头 （50～1000μl）
数量				
批号				
有效期				
外包装箱	□完好　□破损	□完好　□破损	□完好　□破损	□完好　□破损
外包装箱标识	□清晰　□模糊	□清晰　□模糊	□清晰　□模糊	□清晰　□模糊
有效期	□有效期内 □有效期外	□有效期内 □有效期外	□有效期内 □有效期外	□有效期内 □有效期外
内包装盒	□完好　□破损	□完好　□破损	□完好　□破损	□完好　□破损
内包装盒标识	□清晰　□模糊	□清晰　□模糊	□清晰　□模糊	□清晰　□模糊
有效期	□有效期内 □有效期外	□有效期内 □有效期外	□有效期内 □有效期外	□有效期内 □有效期外
离心管／带滤芯吸头	畸形＿＿＿个 破损＿＿＿个 闭盖不能＿＿＿个	畸形＿＿＿个 破损＿＿＿个 毛边＿＿＿个	畸形＿＿＿个 破损＿＿＿个 毛边＿＿＿个	畸形＿＿＿个 破损＿＿＿个 毛边＿＿＿个
结论	□合格 □不合格	□合格 □不合格	□合格 □不合格	□合格 □不合格
处理	□暂收　□拒收	□暂收　□拒收	□暂收　□拒收	□暂收　□拒收

操作人：　　　　　　日期：

二、性能质检部分

耗　材	内　容		结　果	结　论	处　理
1.5ml 离心管	100℃煮沸实验 （1000μl 的生理盐水， 100℃金属浴 15min）		渗液_____个 爆盖_____个	□合格 □不合格	□暂收 □拒收
	高速离心完整性 （14 000rpm，8min）		渗漏_____个 变形_____个 管盖断裂_____个	□合格 □不合格	
带滤芯 吸头	滤芯 密封 性	0.1～10μl	有色液体出现在滤芯上____个	□合格 □不合格	□暂收 □拒收
		2～200μl	有色液体出现在滤芯上____个	□合格 □不合格	□暂收 □拒收
		50～1000μl	有色液体出现在滤芯上____个	□合格 □不合格	□暂收 □拒收
污染物及抑制 物检测	空白是否扩增　　　　□是　□否 阴性对照是否扩增　　□是　□否 弱阳性质控是否为阴性　□是　□否 弱阳性质控是否出现 -1_{3S} 失控　□是　□否			□合格 □不合格	□接收入库 □拒收

操作人：　　　　　　　日期：

注：1. 按文件编号 ×××《耗材质检标准操作规程》进行

　　2. 有问题的情况需拍照留存，打印附后，并导至电脑当年度试剂耗材质检文件夹

新型冠状病毒核酸检测性能验证方案

一、目的

验证配套或非配套新型冠状病毒核酸检测系统的性能指标是否符合 ×× 厂家宣称。

二、性能验证实验室

三、性能验证时间

四、性能验证实验者

五、性能验证依据

1.《分子诊断检验程序性能验证指南》CNAS-GL039：2019

2.《临床化学定量检验程序性能验证指南》CNAS-GL037：2019

3. WS/T 505–2017《定性测定性能评价指南》

4. ×× 新型冠状病毒核酸检测试剂盒说明书

5. ×× 仪器使用说明书

六、性能验证系统信息

1. □快检　　□非快检

2. □配套　　□非配套

3. 采样管：品牌_____保存液量_____ml　灭活型　□是　□否

　　　　　批号_____有效期_____

4. 提取试剂：品牌_____规格_____批号_____有效期_____

用于核酸提取标本量____μl　洗脱体积____μl　上样体积____μl

方法：□手工–柱提取法　　　　　　□手工–磁珠提取法

　　　□自动化仪器–柱提取法　　　□自动化仪器–磁珠提取法

　　　□煮沸法　　□不提取　　　　□其他（请详述：　　　　）

5. 提取仪：品牌_____型号_____仪器编号_____

　　　　　每批次_____孔　提取一批次时间_____min

6. 扩增试剂：品牌_____规格_____扩增时间_____min

　　　　　检出限_____copies/ml　批号_____有效期_____

7. 扩增仪：品牌_____型号_____仪器编号_____

8. 标准物质：品牌_____规格_____批号_____有效期_____

　　　　　标准值 ORF1ab_____copies/ml　相对不确定度（%）_____

　　　　　标准值 N_____copies/ml　相对不确定度（%）_____

　　　　标准值 E_____copies/ml　相对不确定度（％）_____

9.质控品：品牌_____规格_____

　　　　浓度 1_____copies/ml　批号_____　有效期_____

　　　　浓度 2_____copies/ml　批号_____　有效期_____

七、性能验证内容

（一）检出限

1.方案与步骤

用采样管中保存液稀释标准物质，分别稀释 ORF、N、E 达到试剂盒声明的检出限 ××× copies/ml，重复检测 5 次，编号 ORF101～105、N101～105、E101～105，记录检测结果为阳性的例数。

稀释方案

ORF	1000 倍检出限	100 倍检出限	10 倍检出限	检出限
标准物质 μl	a	\	\	\
采样管中保存液 μl	b	\	\	\
倍比稀释				
上一个稀释度 μl	\	c	c	c
采样管中保存液 μl	\	d	d	d

N	1000 倍检出限	100 倍检出限	10 倍检出限	检出限
标准物质 μl	e	\	\	\
采样管中保存液 μl	f	\	\	\
倍比稀释				
上一个稀释度 μl	\	c	c	c
采样管中保存液 μl	\	d	d	d

E	1000 倍检出限	100 倍检出限	10 倍检出限	检出限
标准物质 μl	g	\	\	\
采样管中保存液 μl	h	\	\	\
倍比稀释				
上一个稀释度 μl	\	c	c	c
采样管中保存液 μl	\	d	d	d

2. 评价标准

ORF、N、E 检出限 5 次重复检测，100% 检出。

3. 实验结果

原始数据保存路径及文件名：＿＿＿＿＿＿＿＿＿＿＿＿＿＿＿＿＿＿＿＿＿

标本编号	Ct 值	检测结果	是否通过	通过率
ORF101				
ORF102				
ORF103				
ORF104				
ORF105				
N101				
N102				
N103				
N104				
N105				
E101				
E102				
E103				
E104				
E105				

附图

标本编号	原始图片
ORF101～105	

（续表）

标本编号	原始图片
N101～105	
E101～105	

4. 实验结论

ORF 基因阳性检出率为 ×%、*N* 基因阳性检出率为 ×%、*E* 基因阳性检出率为 ×%，符合 / 不符合厂家声明，验证通过 / 不通过

（二）符合率

1. 方案与步骤

10 份实验室前一天做过的临床阴性标本（编号 LCN1～10），10 份临床阳性标本或用采样管保存液稀释的阳性质控品（编号 LCP1～10），按实验室常规方法进行检测，记录检测结果。

2. 评价标准

临床阴性标本符合率 100%，临床阳性标本符合率 100%。

3. 实验结果

原始数据保存路径及文件名：_____

标本编号	ORF		N		E		检测结果	结　论
	结　果	Ct 值	结　果	Ct 值	结　果	Ct 值		
LCN1								
LCN2								
LCN3								
LCN4								
LCN5								
LCN6								
LCN7								

（续表）

标本编号	ORF		N		E		检测结果	结　论
	结　果	Ct 值	结　果	Ct 值	结　果	Ct 值		
LCN8								
LCN9								
LCN10								
LCP1								
LCP2								
LCP3								
LCP4								
LCP5								
LCP6								
LCP7								
LCP8								
LCP9								
LCP10								

附图

标本编号	原始图片
LCN1～10	
LCP1～10	

4. 实验结论

10 份临床阴性标本结果符合率 ×%，10 份临床阳性标本结果符合率 ×%，符合 / 不符合厂家声明，验证通过 / 不通过。

（三）精密度

1. 方案与步骤

1.1　准备两个水平的标本，浓度 1（室内质控品低值 S1 与采样管中保存液 1：1 稀释），浓度 2（室内质控品中高值 S2 与采样管中保存液 1：1 稀释）。

1.2　批内精密度：两种浓度于 1 次实验中，平行检测 20 次，计算 Ct 值的变异系数（CV%）。编号浓度 1：S1101～S1120，浓度 2：S2101～S2120。

1.3　批间精密度：两种浓度于 1 次实验中，平行检测 4 次，重复 5 天，总计检测 20 次，计算 Ct 值的变异系数（CV%）。

编号浓度 1：S1101～S1104、S1201～S1204、S1301～S1304、S1401～S1404、S1501～S1504。

编号浓度 2：S2101～S2104、S2201～S2204、S2301～S2304、S2401～S2404、S2501～S2504。

2. 评价标准

按试剂盒说明书要求，如批内精密度 CV＜5%，批间精密度 CV＜5%。

3. 实验结果

原始数据保存路径及文件名：＿＿＿＿＿＿＿＿＿＿＿＿＿＿＿＿＿＿＿＿

批内精密度检测结果

标本编号	浓度 1（Ct 值）			标本编号	浓度 2（Ct 值）		
	ORF	N	E		ORF	N	E
S1101				S2101			
S1102				S2102			
S1103				S2103			
S1104				S2104			
S1105				S2105			
S1106				S2106			
S1107				S2107			
S1108				S2108			
S1109				S2109			
S1110				S2110			
S1111				S2111			
S1112				S2112			

（续表）

标本编号	浓度1（Ct值）			标本编号	浓度2（Ct值）		
	ORF	N	E		ORF	N	E
S1113				S2113			
S1114				S2114			
S1115				S2115			
S1116				S2116			
S1117				S2117			
S1118				S2118			
S1119				S2119			
S1120				S2120			
AVG				**AVG**			
SD				**SD**			
CV				**CV**			

附图

标本编号	原始图片
S1101～S1120	
S2101～S2120	

批间精密度检测结果

批次	标本编号	浓度1（Ct值）			标本编号	浓度2（Ct值）		
		ORF	N	E		ORF	N	E
第一批	S1101				S2101			
	S1102				S2102			
	S1103				S2103			
	S1104				S2104			

（续表）

批次	标本编号	浓度 1（Ct 值）			标本编号	浓度 2（Ct 值）		
		ORF	N	E		ORF	N	E
第二批	S1201				S2201			
	S1202				S2202			
	S1203				S2203			
	S1204				S2204			
第三批	S1301				S2301			
	S1302				S2302			
	S1303				S2303			
	S1304				S2304			
第四批	S1401				S2401			
	S1402				S2402			
	S1403				S2403			
	S1404				S2404			
第五批	S1501				S2501			
	S1502				S2502			
	S1503				S2503			
	S1504				S2504			
	AVG				AVG			
	SD				SD			
	CV				CV			

附图

标本编号	原始图片
S1101～S1104	
S1201～S1204	

（续表）

标本编号	原始图片
S1301～S1304	
S1401～S1404	
S1501～S1504	
S2101～S2104	
S2201～S2204	
S2301～S2304	
S2401～S2404	
S2501～S2504	

4. 实验结论

批内精密度浓度 1 CV 为 ×%、浓度 2 CV 为 ×%，批间精密度浓度 1 CV 为 ×%、浓度 2 CV 为 ×%，符合 / 不符合厂家声明，验证通过 / 不通过。

（四）干扰反应

1. 方案与步骤

5 份阴性标本按说明书设定比例加入全血，使之达到厂家说明书声明的浓度，编号 GRN1～5；5 份阳性室内质控品用采样管保存液稀释成弱阳性，按说明书设定比例加入全血，使之达到厂家说明书声明的浓度，编号 GRP1～5。按实验室常规方法进行检测，记录检测结果。

附图（配制的待测标本）

2. 评价标准

5 份阴性标本符合率为 100%，5 份阳性标本符合率为 100%。

3. 实验结果

原始数据保存路径及文件名：_____

标本编号	ORF	N	E	结　果	是否符合	符合率
GRN1					□是　□否	
GRN2					□是　□否	
GRN3					□是　□否	
GRN4					□是　□否	
GRN5					□是　□否	
GRP1					□是　□否	
GRP2					□是　□否	
GRP3					□是　□否	
GRP4					□是　□否	
GRP5					□是　□否	

附图

标本编号	原始图片
GRN1～5	
GRP1～5	

4. 实验结论

5 份阴性血液干扰标本符合率为 ×%，5 份阳性血液干扰标本符合率为 ×%，符合 / 不符合厂家声明，验证通过 / 不通过。

八、结论

本实验室对 ×× 新型冠状病毒核酸检测试剂的性能指标，包括检出限、临床阴性标本符合率、临床阳性标本符合率、精密度及血液干扰等进行验证，结果符合 / 不符合厂家所声明的要求，验证通过 / 不通过，可 / 不可应用于临床检测。

示例 12

乙型肝炎病毒核酸检测性能验证方案

一、目的

验证乙型肝炎病毒核酸检测试剂的性能指标是否符合 ×× 厂家宣称的要求，以保证检验结果的准确性

二、性能验证实验室

三、性能验证时间

四、性能验证实验者

五、性能验证依据

1.《分子诊断检验程序性能验证指南》CNAS-GL039：2019

2.《临床化学定量检验程序性能验证指南》CNAS-GL037：2019

3.《CLSI EP5 A2》

4.《CLSI EP15 A2》

5.《临床检验定量测定项目精密度与正确度性能验证 WS/T492−2016》

6.×× 乙型肝炎病毒核酸检测试剂盒说明书

7.×× 仪器使用说明书

六、检测体系及标准物质、质控品相关信息

1. □配套　　　　□非配套

2. 标本管：品牌_____规格_____批号_____有效期_____

3. 提取试剂：品牌_____规格_____批号_____有效期_____

用于核酸提取标本量____μl　洗脱体积____μl　上样体积____μl

方法：□手工 – 柱提取法　　　　　　□手工 – 磁珠提取法

　　　□自动化仪器 – 柱提取法　　　□自动化仪器 – 磁珠提取法

　　　□煮沸法　　　□不提取　　　□其他（请详述：　　　　）

4. 提取仪：品牌_____型号_____仪器编号_____

5. 扩增试剂：品牌_____规格_____检出限_____U/ml

　　　　　　批号_____有效期_____定量限_____U/ml

6. 扩增仪：品牌_____型号_____仪器编号_____

7. 标准物质：品牌_____规格_____批号_____有效期_____

　　　　　　标准值_____U/ml

8. 质控品：品牌_____规格_____

　　浓度 1_____批号_____有效期_____

　　浓度 2_____批号_____有效期_____

七、性能验证内容

（一）精密度

1. 方案与步骤

1.1　收集低浓度水平（水平 1）及高浓度水平（水平 2）的临床标本。

1.2　批内精密度：两种浓度于 1 次实验中，平行检测 20 次，编号浓度 1：S1101～S1120，浓度 2：S2101～S2120。

1.3　批间精密度：每天检测 1 个分析批，每批均检测两个水平标本，每个水平重复检测 4 次，连续检测 5 天。编号浓度 1：S1101～S1104、S1201～S1204、S1301～S1304、S1401～S1404、S1501～S1504，浓度 2：S2101～S2104、S2201～S2204、S2301～S2304、S2401～S2404、S2501～S2504。

1.4　分别统计两个水平标本每次的检测值和其相应的对数值，并根据对数值计算批均值、总均值，并根据公式（参照《CLSI EP5 A2》及《CLSI EP15 A2》）计算批内精密度和批间精密度。

2. 评价标准

按试剂盒说明书要求，如批内精密度 CV＜5%，批间精密度 CV＜5%。

3. 实验结果

3.1　批内精密度

原始数据保存路径及文件名：_____

示例表 12-1　HBV-DNA 检测批内精密度验证检测结果

标本编号	水平 1		标本编号	水平 2	
	检测值	对数值		检测值	对数值
S1101			S2101		
S1102			S2102		
S1103			S2103		
S1104			S2104		
S1105			S2105		
S1106			S2106		
S1107			S2107		
S1108			S2108		

（续表）

标本编号	水平 1		标本编号	水平 2	
	检测值	对数值		检测值	对数值
S1109			S2109		
S1110			S2110		
S1111			S2111		
S1112			S2112		
S1113			S2113		
S1114			S2114		
S1115			S2115		
S1116			S2116		
S1117			S2117		
S1118			S2118		
S1119			S2119		
S1120			S2120		
AVG			**AVG**		
SD			**SD**		
CV			**CV**		

附图

标本编号	原始图片
S1101～S1120	
S2101～S2120	

3.2 批间精密度

原始数据保存路径及文件名：_____

示例表 12-2　HBV-DNA 检测批间精密度验证检测结果（水平 1）

水平 1		检测值	检测值对数	xdi-xd	(xdi-xd)²	xd-x	(xd-x)²
第一批	S1101					\	\
	S1102					\	\
	S1103					\	\
	S1104					\	\
	xd（均值）		\	\			
第二批	S1201					\	\
	S1202					\	\
	S1203					\	\
	S1204					\	\
	xd（均值）		\	\			
第三批	S1301					\	\
	S1302					\	\
	S1303					\	\
	S1304					\	\
	xd（均值）		\	\			
第四批	S1401					\	\
	S1402					\	\
	S1403					\	\
	S1404					\	\
	xd（均值）		\	\			
第五批	S1501					\	\
	S1502					\	\
	S1503					\	\
	S1504					\	\
	xd（均值）		（xdi-xd)² 和				

（续表）

水平 1	检测值	检测值对数	$xdi-xd$	$（xdi-xd）^2$	$xd-x$	$（xd-x）^2$
D		n		\	$（xd-x）^2$ 和	
均值 $\bar{x}$		\	\	\	\	\
SD		\	\	\	\	\
CV		\	\	\	\	\
S 批内平方		\	\	\	\	\
S 批内		\	\	\	\	\
B		\	\	\	\	\
S 总平方		\	\	\	\	\
S 总		\	\	\	\	\
批内 CV		\	\	\	\	\
总 CV		\	\	\	\	\
sb 平方		\	\	\	\	\
sb 批间标准差		\	\	\	\	\
批间 CV		\	\	\	\	\

示例表 12-3　HBV-DNA 检测批间精密度验证检测结果（水平 2）

水平 2		检测值	检测值对数	$xdi-xd$	$（xdi-xd）^2$	$xd-x$	$（xd-x）^2$
第一批	S2101					\	\
	S2102					\	\
	S2103					\	\
	S2104					\	\
	xd（均值）			\	\		
第二批	S2201					\	\
	S2202					\	\
	S2203					\	\
	S2204					\	\
	xd（均值）			\	\		

（续表）

水平 2		检测值	检测值对数	xdi-xd	（xdi-xd）²	xd-x	（xd-x）²
第三批	S2301					\	\
	S2302					\	\
	S2303					\	\
	S2304					\	\
	xd（均值）			\	\		
第四批	S2401					\	\
	S2402					\	\
	S2403					\	\
	S2404					\	\
	xd（均值）			\	\		
第五批	S2501					\	\
	S2502					\	\
	S2503					\	\
	S2504					\	\
	xd（均值）			（xdi-xd）²和			
D		n			\	（xd-x）²和	
均值x		\	\	\	\	\
SD		\	\	\	\	\
CV		\	\	\	\	\
S 批内平方		\	\	\	\	\
S 批内		\	\	\	\	\
B		\	\	\	\	\
S 总平方		\	\	\	\	\
S 总		\	\	\	\	\
批内 CV		\	\	\	\	\
总 CV		\	\	\	\	\
sb 平方		\	\	\	\	\
sb 批间标准差		\	\	\	\	\
批间 CV		\	\	\	\	\

附图

标本编号	原始图片
S1101～S1104	
S1201～S1204	
S1301～S1304	
S1401～S1404	
S1501～S1504	
S2101～S2104	
S2201～S2204	
S2301～S2304	
S2401～S2404	

（续表）

标本编号	原始图片
S2501～S2504	

4. 实验结论

批内精密度浓度 1 CV 为 X%、浓度 2 CV 为 X%，批间精密度浓度 1 CV 为 ×%、浓度 2 CV 为 ×%，符合 / 不符合厂家声明，验证通过 / 不通过。

（二）正确度

1. 方案与步骤

选用标准物质（证书附后），检测高值和低值 2 个浓度水平，每个水平的标准物质每天检测 2 次，连续检测 5 天。编号水平 1：Z1101～Z1102、Z1201～Z1202、Z1301～Z1302、Z1401～Z1402、Z1501～Z1502，水平 2：Z2101～Z2102、Z2201～Z2202、Z2301～Z2302、Z2401～Z2402、Z2501～Z2502，记录每次测定的测定值，参照《临床检验定量测定项目精密度与正确度性能验证（WS/T492-2016）》计算均值和标准差以及置信区间。

2. 评价标准

指定浓度对数在置信区间内即验证通过。

3. 实验结果

原始数据保存路径及文件名：＿＿＿＿＿＿＿＿＿＿＿＿＿＿＿＿＿＿＿＿

示例表 12-4　HBV-DNA 检测正确度验证检测结果

具有指定值的参考物质：工作标准品（U/ml）		水平 1	水平 2
指定值			
第一天	Z1101/Z2101		
	Z1102/Z2102		
第二天	Z1201/Z2201		
	Z1202/Z2202		
第三天	Z1301/Z2301		
	Z1302/Z2302		
第四天	Z1401/Z2401		
	Z1402/Z2402		

（续表）

具有指定值的参考物质：工作标准品（U/ml）		水平 1	水平 2
第五天	Z1501/Z2501		
	Z1502/Z2502		
计算 95% 置信区间			
计数	\	10	10
均值	\		
标准差	\		
标准差	\		
t- 临界值	自由度为 N-1，P=0.01，查 t 界值表，得到 t- 临界值为 3.25	3.25	3.25
上置信限	\		
下置信限	\		

附图

标本编号	原始图片
Z1101～Z1102	
Z1201～Z1202	
Z1301～Z1302	
Z1401～Z1402	

（续表）

标本编号	原始图片
Z1501～Z1502	
Z2101～Z2102	
Z2201～Z2202	
Z2301～Z2302	
Z2401～Z2402	
Z2501～Z2502	

4. 实验结论

××乙型肝炎病毒核酸定量测定试剂盒（PCR-荧光探针法）检测指定浓度高值和低值的标准物质计算所得 95% 置信区间包含 / 不包含指定浓度对数，符合 / 不符合厂家声明，验证通过 / 不通过。

（三）线性范围验证

1. 方案与步骤

选取线性范围内接近上限的高浓度阳性标本混合制备约 1.0×10^8 U/ml 的实验标本，用阴性血清进行梯度稀释直至线性范围下限约 1.0×10^2 U/ml。每个浓度标本检测 3 次取平均值，以稀释度为横轴，每个稀释度的测量值对数均值为纵轴作线性回归图。计算线性回归方程式 Y=aX+b 和相关系数 R^2。编号 E801～E803、

E701～E703、E601～E603、E501～E503、E401～E403、E301～E303、E201～E203。

2. 评价标准

相关系数 $R^2 \geq 0.98$。

3. 实验结果

原始数据保存路径及文件名：_____

示例表 12-5　**HBV-DNA 检测线性范围验证检测结果**

稀释倍数	标本编号	浓度值	浓度值对数	平均浓度值对数
原倍	E801			
	E802			
	E803			
稀释 10 倍	E701			
	E702			
	E703			
稀释 10^2 倍	E601			
	E602			
	E603			
稀释 10^3 倍	E501			
	E502			
	E503			
稀释 10^4 倍	E401			
	E402			
	E403			
稀释 10^5 倍	E301			
	E302			
	E303			
稀释 10^6 倍	E201			
	E202			
	E203			

样图

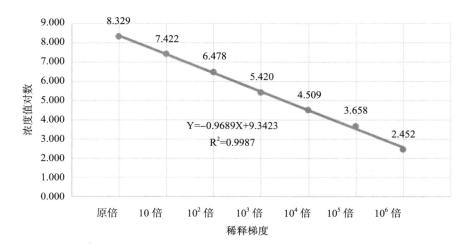

附图

标本编号	原始图片
E801～E803 E701～E703 E601～E603 E501～E503 E401～E403 E301～E303 E201～E203	

4. 实验结论

相关系数 R^2=×，≥0.98/＜0.98，符合/不符合要求，验证通过/不通过

（四）检出限

1. 方案与步骤

用阴性血清倍比稀释乙型肝炎病毒脱氧核糖酸血清标准物质（证书附后）至说明书检出限浓度 ××U/ml，该浓度检测 5 次，记录检测结果为阳性的例数。标本编号 J01～J05。

2. 评价标准

检出率 100%。

3. 实验结果

原始数据保存路径及文件名：_____

示例表 12-6　HBV-DNA 检测检出限验证检测结果

标本编号	检测结果
J01	
J02	
J03	
J04	
J05	
检出率	

附图

标本编号	原始图片
J01~J05	

4. 实验结论

×× 乙型肝炎病毒核酸定量测定试剂盒（PCR- 荧光探针法）对标准物质稀释至检出限，5 份标本的检出率为 ××%，符合 / 不符合要求，验证通过 / 不通过。

（五）分析特异性

1. 方案与步骤

收集或配制含说明书宣称浓度的干扰物质（血红蛋白、总胆红素、甘油三酯等）临床患者低值标本及高值标本，按常规方法重复测定 3 次，取测定值对数平均值为最终结果。标本编号：血红蛋白 H101~H103、H201~H203，总胆红素 B101~B103、B201~B203，甘油三酯 T101~T103、T201~T203。

附图（配制的待测标本）

2.评价标准

含说明书宣称浓度的干扰物质（血红蛋白、甘油三酯、胆红素）标本结果与不含干扰物质标本结果浓度对数值比较偏倚≤±7.5%。

3.实验结果

原始数据保存路径及文件名：_____

示例表 12-7　HBV-DNA 检测干扰实验检测结果

干扰物质	浓度	标本号	检测值	平均值	对数值	配制后临床标本浓度	对数值	偏倚	结论
血红蛋白	低值	H101							
		H102							
		H103							
	高值	H201							
		H202							
		H203							
总胆红素	低值	B101							
		B102							
		B103							
	高值	B201							
		B202							
		B203							
甘油三酯	低值	T101							
		T102							
		T103							
	高值	T201							
		T202							
		T203							

附图

标本编号	原始图片
H101～H103	
H201～H203	
B101～B103	
B201～B203	
T101～T103	
T201～T203	

4. 实验结论

4.1　溶血标本（Hb＜××g/L）时，偏倚为 ×%，≤/＞ ±7.5%，验证通过 / 不通过。

4.2　黄疸标本（TBIL＜××mg/dl）时，偏倚为 ×%，≤/＞ ±7.5%，验证通过 / 不通过。

4.3　脂血标本（TG＜××mg/dl）时，偏倚为 ×%，≤/＞ ±7.5%，验证通过 / 不通过。

八、结论

本实验室对 ×× HBV-DNA 性能指标，包括批内精密度、批间精密度、正确度、线性范围、检出限、分析特异性进行验证，符合 / 不符合厂家所宣称的要求，验证通过 / 不通过，可以 / 不可以应用于临床检测。

××医院检验科 PCR 实验室室间质量评价记录表

年度：   表格编号：×××

标本接收情况

项目：   □省 □国家   接收时间：
标本状态：   标本数量：   编号：

第一次：建议检测时间：   结果上报时间：   成绩回传时间：
第二次：建议检测时间：   结果上报时间：   成绩回传时间：
保存：□正常接收，存放于   号冰箱   层（温度：   ）
　　　□异常：
　　　处理：

                              送样人：   接收人：

标本检测情况

第一次
检测时间：   检测人：   审核人：
检测仪器：   检测试剂：   批号：   有效期：
原始结果保存路径及文件名：
结果：

编号	结果	Ct 值或对数值	编号	结果	Ct 值或对数值

第二次
检测时间：   检测人：   审核人：
检测仪器：   检测试剂：   批号：   有效期：
原始结果保存路径及文件名：
结果：

编号	结果	Ct 值或对数值	编号	结果	Ct 值或对数值

（续表）

结果上报情况

第一次

上报时间：　　　　　　　　上报人：　　　　　　　审核人：

编号	结果	Ct 值或对数值	编号	结果	Ct 值或对数值

第二次

上报时间：　　　　　　　　上报人：　　　　　　　审核人：

编号	结果	Ct 值或对数值	编号	结果	Ct 值或对数值

成绩回报情况

第一次：

得分：　　　　　　通过：□是　　　□否　　查询时间：　　　　　　查询人：

分析及处理：

成绩单打印，主任签字存档：　　　　　　□是　　　□否

第二次：

得分：　　　　　　通过：□是　　　□否　　查询时间：　　　　　　查询人：

分析及处理：

成绩单打印，主任签字存档：　　　　　　□是　　　□否

第3章　临床基因扩增检验实验室生物安全

生物安全一般是指由生物因子及其相关活动对人体健康和生态环境造成的潜在威胁，以及所采取的一系列有效预防和控制的原则、措施和实践等。对于临床基因扩增检验实验室，接收的标本类型多样，包括血液、体液、痰液、拭子、组织等，标本本身及对标本的处理过程可能产生一定的生物危害，因此临床基因扩增检验实验室一般为二级生物安全实验室（biosafety laboratory-2，BSL-2），特殊的病原体可能需要更高防护水平的实验室，同时工作人员需要进行适当的个人防护。但仅依靠相应级别的生物安全实验室，而不能有效地进行实验室生物安全管理，也无法保障实验室生物安全，因此各实验室需制订规范化的生物安全管理策略。同时，国家卫生行业标准《病原微生物实验室生物安全通用准则》（WS 233—2017）明确规定实验室应建立并维持风险评估和风险控制制度，明确实验室持续进行风险识别、风险评估和风险控制的具体要求。临床基因扩增检验实验室的生物安全管理包括标本的采集、包装、运输；标本的接收、保存、废弃；标本的检测过程；实验室的环境、设施；人员及意外情况处置等方面，实验室需针对所开展的实验活动进行生物安全风险评估，识别并分析所有的风险因素的来源和程度，采取针对性的防护措施，制订相应的管理规程和标准操作程序，确定实验室的防护级别和个人防护程度及应急预案等安全防范措施，方可有效减少或避免实验室感染，最大限度的保障实验室标本、人员、设备和环境的安全。

一、临床基因扩增检验实验室需对自身活动进行风险评估

风险评估是指评估风险大小及确定是否可接受的全过程，主要包括风险识别、风险分析、风险评价、风险控制和风险审核等环节，其主要内容包括但不限于：识别与病原体或感染性材料有关的危害；识别可能导致接触到病原体或感染性材料的实验活动；实验室人员能力和经验不足的风险；设施和设备存在的风险；评估风险导致实验室获得性感染的可能性和发生此类感染后果的严重性，确定风险等级；制订、实施和评审消除或降低风险的控制措施等。目前风险评估尚无固定或标准的模式，实验室可依据现有的法律法规、标准、规范、权威机构发布的指南、数据等开展风险评估。

（一）风险识别

风险识别指识别存在的危险并确定其特性的过程，包括对风险源、事件及其原因和潜在后果的识别，可能涉及历史数据、理论分析、专家意见及利益相关者的需求。风险识

别实际上是一个收集信息的过程，是进行风险评估的首要步骤。收集潜在的与实验室生物安全风险相关的所有信息，对于进一步采取有效的防控措施至关重要。因此实验室需结合所检测病原微生物的生物学特征及潜在危害、标本运输环节、实验室操作、实验室设施设备、实验室环境、人员等方面逐一进行梳理。

（二）风险分析

风险分析是针对风险识别出的风险点，结合考虑风险源、风险后果及明确风险发生的可能性，为进一步有效采取措施，开展风险控制提供有价值的信息。

（三）风险评价

风险评价是对每一个识别的风险因素，在针对具体实验步骤风险分析时评估相应的风险等级及发生的可能性。在识别和分析所有相关病原微生物检测的风险因素后，需据此进一步进行风险评价。通过风险评价，区分风险发生的可能性为罕见、不太可能、有可能、很可能和非常可能中的哪一种，风险发生后的后果严重性为无关紧要、弱、中、强、严重中的哪一种，并且综合可能性和严重性两个指标确定风险为可接受、合理或不容许。

（四）风险控制

实验室依据风险评价结论采取相应的风险控制措施，以减少风险的发生，保证实验室工作安全进行。通常可以从三个方面进行控制。

1. 工程控制

包括第一层防护，如生物安全柜、锐器盒、离心机安全盖、防溅罩等；第二层防护，如实验室的定向气流或负压、洗手池、密闭门等。

2. 行政管理和工作操作控制

制订并严格执行相应的规章制度及标准操作程序，如执行从"清洁区"到"不清洁区"的工作流程，严格按 SOP 文件操作；勤洗手；减少气溶胶；减少飞溅；执行医学监测和职业健康、免疫、事故报告、急救、暴露后预防的有关建议；加强培训及演练；执行应急处置程序等。

3. 个人防护装备

根据需要进行适当的个人防护，如帽子、口罩、手套、护目镜、工作服、防护服、鞋套等。

（五）风险审核

实验室需定期进行风险审核，因为病原微生物不断地更新和变化，加之实验室活动、设备、人员也存在变动，需要新的风险控制措施，故风险控制措施执行后，需定期审查和修订风险评估内容。风险审核不仅是为了确保控制措施的有效性和可靠性，而且要确保它们的可持续性，同时为风险控制措施和风险评估过程提供一个改进、完善的机会。实验室每年至少需要进行一次风险审核，基本原则包括审查事故、暴露、感染和险些发生的事故；明确原因和问题，做出改变，提供后续培训；进行常规实验室检查；定期重复风险评估。风险评审小组成员应至少包括实验室主要负责人、实验室质量负责人、实验室技术人员和生物安全管理人员。此外，实验室对成本、资金、安装、维护、安全规范和安全标准也应开展适当的评审，以确保控制措施的有效应用。

二、临床基因扩增实验室在建设、管理及日常工作应关注的问题

• 临床基因扩增检验实验室应到所属设区市卫生行政部门进行病原微生物实验室备案，并且加强生物安全管理，建立完善的生物安全管理机构与管理体系。实验室所在单位应成立实验室生物安全管理机构，单位法定代表人和实验室负责人对实验室生物安全负责，并指定具体的职能部门作为生物安全管理责任部门，负责制订实验室生物安全管理体系文件、实施生物安全管理、定期开展生物安全检查及监督。

• 临床基因扩增检验实验室应有合理的物理分区，有效隔离办公区和实验区，避免交叉污染。实验区外应有存放个人衣物等私人物品的设施，个人物品与实验室物品（如工作服等）应分开放置，工作人员不得将私人和无关物品带入实验室。

• 实验室应制订生物安全保卫制度，防止标本被盗、被抢、丢失、泄露等，保障实验室及标本安全。如涉及高致病性病原微生物，应有专人负责，设立专库或专柜单独保存，双人双锁管理，并有入库、出库、销毁等记录。销毁工作在相适应的生物安全实验室内进行，由 2 人共同操作，并对销毁过程进行严格监督和记录（包括销毁方法、时间、地点、实施人、监督人等）。实验室应设置视频监控系统，重点监控实验操作、保存标本冰箱等。保存用的设备（冰箱等）、监控系统等应进行监测，确保运行正常。如涉及外部运输，应按规定报卫生行政部门批准，办理准运证，采用符合规定的包装，由具备运输资质和能力的人员运送。

• 实验室应制订应急预案和意外事故处置程序，储备应急资源（包括物资、急救设施、个人防护器材等），对所有人员进行培训，并每年至少组织一次演练，确保人人熟悉。若实验室发生意外事故，工作人员应按照应急预案迅速采取控制措施，记录事故发生过程和现场处置情况，评估事故的危害，提出下一步对策，同时按制度及时报告，任何人不得瞒报。

• 实验室应建立消毒灭菌制度，定期对实验室内环境进行消毒、灭菌，做好效果监测，并做好书面记录及存档；应储备与开展实验活动相适应的消毒剂，根据操作的病原微生物种类、污染的对象和污染程度等选择适宜的消毒和灭菌方法。

• 实验室应加强人员的管理，设立门禁，建立人员准入制度，在实验室入口处张贴醒目生物危害标识，注明生物防护级别、操作的致病性生物因子等。实验室应配备适宜且足量的个人防护装备和用品以满足相应的防护需求。加强人员培训和考核，养成良好的工作

习惯，如戴手套、穿工作衣；操作时手套破损立即丢弃、洗手后戴上新手套；不用戴手套的手触摸暴露的皮肤、口唇、眼睛、耳朵和头发等；不在实验室内饮食、吸烟、化妆等。建立实验室人员的健康监测管理档案，重视实验室人员的免疫接种。

● 实验室使用的生物安全关键设备如生物安全柜、压力蒸汽灭菌器、紫外灯等应严格遵守标准操作规程，按要求进行维护保养和校准，并定期进行效果监测。

● 实验室应当制订医疗废物处置程序及污物、污水处理操作程序，建立医疗废物处理记录。所有的危险性医疗废物需按照统一规格化的容器和标示方式，完整且合规地标示废物内容。应当由经过适当培训的人员使用适当的个人防护装备和设备处理危险性医疗废物。

下 篇
福建省临床基因扩增检验实验室管理

第4章 福建省临床基因扩增检验实验室管理历程

聚合酶链反应（polymerase chain reaction，PCR）是 20 世纪 80 年代中期发展起来的一种体外核酸扩增技术，已广泛应用于分子生物学领域。PCR 技术的原理类似于 DNA 天然复制过程，由变性 – 退火 – 延伸三个反应步骤构成，即模板 DNA 加热至 93℃左右一定时间，其双链 DNA 变性解离成为单链，可与引物结合；当温度降至 55℃左右，引物与模板 DNA 单链互补配对结合；DNA 模板 – 引物结合物在 72℃、DNA 聚合酶的作用下延伸，以 dNTP 为反应原料，靶序列为模板，按碱基互补配对的原则，合成一条新的与模板 DNA 链互补的复制链。这种新链又可成为下次循环的模板，重复变性 – 退火 – 延伸的过程就可获得更多的复制链，短时间内能将待测的目的基因扩增放大数百万倍，因此 PCR 反应具有极高的灵敏度和特异性。

该技术于 90 年代应用于临床检测，但在应用初期，涌现出上百家 PCR 试剂生产厂家，却无一获得国家药品监督管理局正式批准的生产文号，试剂质量良莠不齐，并且实验室人员缺乏培训，在实验室设置、管理及规范化上认知不足，导致实验室在短时间内出现污染，产生大量的假阳性结果，造成临床检验结果的混乱，严重影响临床应用。为此，原卫生部于 1998 年 4 月 16 日印发《关于暂停临床基因扩增（PCR）检验的通知》（卫医发〔1998〕9 号），全面禁止 PCR 检测项目在临床的应用。同时，组织专家着手制订 PCR 技术的工作规范，加强技术人员培训，持证上岗，且实验室需结合工作流程进行分区，经过验收方可开展工作。历经 4 年，原卫生部于 2002 年 1 月 14 日印发《临床基因扩增检验实验室管理暂行办法》（卫医发〔2002〕10 号）和《临床基因扩增检验实验室工作规范》（卫检字〔2002〕8 号），重新向临床开放 PCR 检验项目。该办法规定临床基因扩增检验实验室要向临床开展检验需通过原卫生部临床检验中心组织的技术验收。福建省临床检验中心于 2002 年 6 月举办第一期临床基因扩增检验技术人员上岗证培训班，第一期共培训 74 人。同年，省临床检验中心开始配合原卫生部临床检验中心进行我省临床基因扩增检验实验室的技术验收工作，当时的福建省第二人民医院、福州市传染病院及福州市台江医院这三家医院成为我省首批通过原卫生部临床检验中心验收的实验室。由于全国开展临床基因扩增检验的实验室不断增加，从 2006 年起三级医疗机构临床基因扩增检验实验室由原卫生部临床检验中心组织验收，二级医疗机构临床基因扩增检验实验室由省临床检验中心组织华东临床检验中心协作组验收。2009 年 3 月 2 日原卫生部印发《医疗技术临床应用管理办法》（卫医政发〔2009〕18 号），规定"第二类医疗技术和第三类医疗技术临床应用前实行第三方技术审核制度"，同时规定"省级卫生行政部门负责第二类医疗技术临床应用管理工作。第二类医疗技术目录由省级卫生行政部门根据本辖区情况制定并公布，报卫生部备案"。据此原福建省卫生厅于 2010 年 6 月 12 日公布《福建省首批第二类医疗技术目录》（闽卫医函〔2010〕579 号），临床基因扩增检验技术在目录之列，我省将临床基因扩增检验技术纳入第二类医疗技术管理，临床应用前实行第三方技术审核制度。2010 年 12 月 6 日原卫生部印发《医疗机构临床基因扩增检验实验室管理办法》（卫办医政发〔2010〕194 号），该办法规定临床基因扩增检验实验室由省级临床检验中心组织技术验收。自此，我省各级医疗机构临床基因扩增检验实验室均由省临床检验中心组织验收。

2015 年 5 月 10 日国务院发布《国务院关于取消非行政许可审批事项的决定》（国发〔2015〕27 号），取消第三类医疗技术临床应用准入审批。据此，2015 年 6 月 29 日，原国家卫生计生委印发《关于取消第三类医疗技术临床应用准入审批有关工作的通知》（国卫医发〔2015〕71 号），通知指出"根据国务院《关于取消非行政许可审批事项的决定》，取消第三类医疗技术临床应用准入审批"，同时提出"各省级卫生计生行政部门应当按照国务院行政审批改革精神和有关工作部署，研究取消第二类医疗技术非行政许可审批后加强事中事后监管的工作措施，保证医疗质量和患者安全"。随后国务院于 2015 年 10 月 11 日发布《国务院关于第一批取消 62 项中央指定地方实施行政审批事项的决定》（国发〔2015〕57 号），取消第二类医疗技术临床应用准入。原福建省卫生计生委于 2015 年 12 月 24 日转发国家卫生计生委《关于取消第三类医疗技术临床应用准入审批有关工作的通知》，指出"根据《国务院关于第一批取消 62 项中央指定地方实施行政审批事项的决定》（国发〔2015〕57 号），取消第二类医疗技术临床应用准入审批。我委对第二类医疗技术临床应用实行备案管理，具体管理办法参照国家的《通知》要求执行"，并于 2016 年 7 月 25 日发布《福建省卫生计生委关于做好第三类、第二类医疗技术临床应用备案工作的通知》（闽卫医政函〔2016〕298 号），规范第三类、第二类医疗技术临床应用备案管理工作，明确备案范围涉及《限制临床应用的医疗技术》（2015 版）和《福建省首批第二类医疗技术目录》（闽卫医函〔2010〕579 号），临床基因扩增检验技术在第二类医疗技术管理之列。据此通知，2016 年 8 月 31 日原福建省卫生计生委印发《关于加强医疗机构临床基因扩增检验技术临床应用事中事后监管的通知》（闽卫医政函〔2016〕369 号），该通知规定我省临床基因扩增检验实验室采用备案管理模式，同时加强事中事后监管。自此，我省各级医疗机构临床基因扩增检验实验室进入备案管理模式。

2018 年 8 月 13 日，国家卫生健康委印发《医疗技术临床应用管理办法》（中华人民共和国国家卫生健康委员会令第 1 号），原卫生部于 2009 年 3 月 2 日印发《医疗技术临床应用管理办法》（卫医政发〔2009〕18 号）废止，新的《医疗技术临床应用管理办法》将医疗技术分为禁止类技术、限制类技术及未纳入禁止类技术和限制类技术目录的医疗技术三类进行管理。据此，原福建省卫生计生委于 2018 年 10 月 16 日出台《福建省卫生计生委关于贯彻落实〈医疗技术临床应用管理办法〉的通知》（闽卫医政函〔2018〕802 号），指出原福建省卫生厅制定的《福建省首批第二类医疗技术目录》（闽卫医函〔2010〕579 号）所列技术不再实行备案管理，《福建省卫生计生委关于做好第三类、第二类医疗技术备案工作的通知》（闽卫医政函〔2016〕298 号）、《福建省首批第二类医疗技术目录》（闽卫医函〔2010〕579 号）同时废止。临床基因扩增检验技术在福建省首批第二类医疗技术目录之列，不再进行备案管理。自此，我省各级医疗机构临床基因扩增检验实验室管理进入"非技术审核非备案"管理的真空期。直到 2019 年 12 月 18 日省卫生健康委员会出台《福建省卫生健康委员会关于进一步加强医疗机构临床基因扩增检验实验室管理的通知》（闽卫医政函〔2019〕900 号），明确临床基因扩增检验实验室开展工作前必须通过福建省临床检验中心的技术审核并接受相应的监督管理。省临床检验中心根据文件精神，于 2020 年 8 月 3 日发布《福建省医疗机构临床基因扩增检验实验室技术审核及监督检查暂行办法》的通知（闽临检〔2020〕182 号）细化了我省临床基因扩增检验实验室的技术审核流程及管理规范。自此，我省各级医疗机构临床基因扩增检验实验室重新进入技术审核管理模式。表 4-1 为福建省医疗机构临床基因扩增检验实验室管理历程汇总。

表 4-1　福建省医疗机构临床基因扩增检验实验室管理历程

时　间	文　件	内　容	方　式
1998-04-16	《关于暂停临床基因扩增（PCR）检验的通知》（卫医发〔1998〕第 9 号）	暂停临床基因扩增（PCR）检验项目在临床的应用	无
2002-01-14	《临床基因扩增检验实验室管理暂行办法》（卫医发〔2002〕10 号）	临床基因扩增检验实验室由卫生部临检中心组织技术验收	技术审核
2009-03-02	《医疗技术临床应用管理办法》（卫医政发〔2009〕18 号）	1. 第二类医疗技术和第三类医疗技术临床应用前实行第三方技术审核制度 2. 省级卫生行政部门负责第二类医疗技术临床应用管理工作。第二类医疗技术目录由省级卫生行政部门根据本辖区情况制定并公布，报卫生部备案	
2010-06-12	《福建省首批第二类医疗技术目录》（闽卫医函〔2010〕579 号）	临床基因扩增检验技术纳入第二类医疗技术管理，临床应用前实行第三方技术审核制度	

（续表）

时　间	文　件	内　容	方　式
2010-12-06	《医疗机构临床基因扩增检验实验室管理办法》（卫办医政发〔2010〕194 号）	规定临床基因扩增检验实验室由省级临床检验中心或省级卫生行政部门指定机构组织技术审核	技术审核
2015-05-10	《关于取消非行政许可审批事项的决定》（国发〔2015〕27 号）	取消第三类医疗技术临床应用准入审批	
2015-06-29	《关于取消第三类医疗技术临床应用准入审批有关工作的通知》（国卫医发〔2015〕71 号）	1. 取消第三类医疗技术临床应用准入审批 2. 各省级卫生计生行政部门应当按照国务院行政审批改革精神和有关工作部署，研究取消第二类医疗技术非行政许可审批后加强事中事后监管的工作措施，保证医疗质量和患者安全	
2015-10-11	《关于第一批取消 62 项中央指定地方实施行政审批事项的决定》（国发〔2015〕57 号）	取消第二类医疗技术临床应用准入	
2015-12-24	《福建省卫生计生委转发国家卫生计生委关于取消第三类医疗技术临床应用准入审批有关工作的通知》	第二类医疗技术临床应用实行备案管理，具体管理办法参照国家的《通知》要求执行	
2016-07-25	《福建省卫生计生委关于做好第三类、第二类医疗技术临床应用备案工作的通知》（闽卫医政函〔2016〕298 号）	规范第三类、第二类医疗技术临床应用备案管理工作，临床基因扩增检验技术实行备案管理	备案管理
2016-08-31	《福建省卫生计生委关于加强医疗机构临床基因扩增检验技术临床应用事中事后监管的通知》（闽卫医政函〔2016〕369 号）	规定我省临床基因扩增检验实验室采用备案管理模式，同时加强事中事后监管	
2018-08-13	《医疗技术临床应用管理办法》（中华人民共和国国家卫生健康委员会令第 1 号）	医疗技术分为禁止类技术、限制类技术及未纳入禁止类技术和限制类技术目录的医疗技术三类进行管理	
2018-10-16	《福建省卫生计生委关于贯彻落实〈医疗技术临床应用管理办法〉的通知》（闽卫医政函〔2018〕802 号）	1. 原福建省卫生厅制定的《福建省首批第二类医疗技术目录》（闽卫医函〔2010〕579 号）所列技术不再实行备案管理。临床基因扩增检验技术在福建省首批第二类医疗技术目录之列，不再进行备案管理。 2.《福建省卫生计生委关于做好第三类、第二类医疗技术备案工作的通知》（闽卫医政函〔2016〕298 号）、《福建省首批第二类医疗技术目录》（闽卫医函〔2010〕579 号）同时废止	

（续表）

时　间	文　件	内　容	方　式
真空期			
2019-12-18	《福建省卫生健康委员会关于进一步加强医疗机构临床基因扩增检验实验室管理的通知》（闽卫医政函〔2019〕900号）	临床基因扩增检验实验室开展工作前必须经过技术审核并接受相应的监督管理	技术审核
2020-08-03	《福建省医疗机构临床基因扩增检验实验室技术审核及监督检查暂行办法》（闽临检〔2020〕182号）	细化我省临床基因扩增检验实验室的技术审核流程及管理规范	

第5章　福建省临床基因扩增检验实验室现行管理政策

为规范我省医疗机构临床基因扩增检验实验室管理，保障临床基因扩增检验质量和实验室生物安全，保证临床诊疗科学性、合理性，福建省卫生健康委员会于2019年12月18日发布《福建省卫生健康委员会关于进一步加强医疗机构临床基因扩增检验实验室管理的通知》（闽卫医政函〔2019〕900号），明确规定我省各级医疗机构临床基因扩增检验实验室开展工作前必须经过技术审核，并指定福建省临床检验中心负责我省医疗机构临床基因扩增检验实验室的技术审核工作，同时进行相应的监督管理。福建省临床检验中心根据国家的相关管理办法及规范，主要为《医疗机构临床实验室管理办法》（卫医发〔2006〕73号）（附录A）、《医疗机构临床基因扩增检验实验室管理办法》（卫办医政发〔2010〕194号）（附录B）、《福建省卫生健康委员会关于进一步加强医疗机构临床基因扩增检验实验室管理的通知》（闽卫医政函〔2019〕900号）（附录C），结合我省实际情况，组织制订了《福建省医疗机构临床基因扩增检验实验室技术审核及监督检查暂行办法》（附录D），具体规定并细化我省各级医疗机构临床基因扩增检验实验室的技术审核及监督管理工作。

目前我省各级医疗机构的临床基因扩增检验实验室技术审核包括实验室首次技术审核、迁址技术审核、扩项技术审核，实行属地化管理，省属医疗机构临床基因扩增检验实验室的技术审核由省临床检验中心负责；地市级医疗机构临床基因扩增检验实验室的技术审核由所在设区市临床检验（质量控制）中心负责；涉及高通量测序技术的项目由省临床检验中心负责。

医疗机构的临床基因扩增检验实验室申请首次技术审核需向省临床检验中心或所在设区市临床检验（质量控制）中心申请并提交《福建省医疗机构临床基因扩增检验实验室技术审核申请表》（附录E）及相关申请材料。省临床检验中心或设区市临床检验（质量控制）中心收到申请后进行审核，审核含书面材料审核及现场实地察看（需要时），审核通过后，同意其试运行，试运行有效期为6个月；审核未通过，退回重新申报。试运行期间省临床检验中心或设区市临床检验（质量控制）中心组织专家对实验室进行现场技术审核，形成技术审核报告。实验室根据技术审核报告进行整改并将整改情况提交省临床检验中心或设区市临床检验（质量控制）中心审核，省临床检验中心将最终审核结果书面通知实验室。审核通过的实验室凭省临床检验中心书面通知至核发其《医疗机构执业许可证》的卫生健康行政部门进行相应诊疗科目的登记备案，方可开展临床基因扩增检验工作。

医疗机构临床基因扩增检验实验室因工作需要拟变更、改扩建或新增实验场所，应在新实验场所启用前一个月向省临床检验中心或所在设区市临床检验（质量控制）中心申请并提交《福建省医疗机构临床基因扩增检验实验室迁址技术审核申请表》（附录 F）及相关申请材料。省临床检验中心或设区市临床检验（质量控制）中心收到申请后进行审核，审核含书面材料审核及现场技术审核（需要时），审核通过给予登记备案。审核不通过，需整改后重新申请，仍不通过者，不得在新实验场所开展临床基因扩增检验。

医疗机构因工作需要拟增加临床基因扩增检验项目，应在开展新项目前一个月向省临床检验中心或所在设区市临床检验（质量控制）中心申请并提交《福建省医疗机构临床基因扩增检验实验室扩项技术审核申请表》（附录 G）及相关申请材料。如为涉及高通量测序技术的项目向省临床检验中心申请。省临床检验中心或设区市临床检验（质量控制）中心收到申请后进行审核，审核含书面材料审核及现场技术审核（需要时），审核通过给予登记备案。审核不通过，需整改后重新申请，仍不通过，不得开展相应项目。

此外，省临床检验中心及设区市临床检验（质量控制）中心定期组织专家对通过技术审核的临床基因扩增检验实验室进行监督检查或飞行检查，对存在问题整改不到位或存在严重缺陷的实验室，省临床检验中心实时上报省卫健委建议取消其开展临床基因扩增检验的资质。

各技术审核申请表（附录 E 至 G）中所要求提供的材料覆盖实验室建设、具体检测项目在实验室落地的整个过程，目的是引导实验室人员系统进行思考、学习及设计规划，从理论和实践上掌握检测全过程所需的知识和技能。由于目前实行属地化管理，不同地市的申报材料可结合本地市情况进行个性化，可能存在一定的差异，以各地市临床检验（质量控制）中心发布的为准。

附录 A　医疗机构临床实验室管理办法

第一章　总则

第一条　为加强对医疗机构临床实验室的管理，提高临床检验水平，保证医疗质量和医疗安全，根据《执业医师法》《医疗机构管理条例》和《病原微生物实验室生物安全管理条例》等有关法律、法规制订本办法。

第二条　本办法所称医疗机构临床实验室是指对取自人体的各种标本进行生物学、微生物学、免疫学、化学、血液免疫学、血液学、生物物理学、细胞学等检验，并为临床提供医学检验服务的实验室。

第三条　开展临床检验工作的医疗机构适用本办法。

第四条　卫生部负责全国医疗机构临床实验室的监督管理工作。县级以上地方卫生行政部门负责辖区内医疗机构临床实验室的监督管理工作。

第五条　医疗机构应当加强临床实验室建设和管理，规范临床实验室执业行为，保证临床实验室按照安全、准确、及时、有效、经济、便民和保护患者隐私的原则开展临床检验工作。

第二章　医疗机构临床实验室管理的一般规定

第六条　卫生行政部门在核准医疗机构的医学检验科诊疗科目登记时，应当明确医学检验科下设专业。

医疗机构应当按照卫生行政部门核准登记的医学检验科下设专业诊疗科目设定临床检验项目，提供临床检验服务。新增医学检验科下设专业或超出已登记的专业范围开展临床检验项目，应当按照《医疗机构管理条例》的有关规定办理变更登记手续。

第七条　医疗机构临床实验室提供的临床检验服务应当满足临床工作的需要。

第八条　医疗机构应当保证临床检验工作客观、公正，不受任何部门、经济利益等影响。

第九条　医疗机构临床实验室应当集中设置，统一管理，资源共享。

第十条　医疗机构应当保证临床实验室具备与其临床检验工作相适应的专业技术人员、场所、设施、设备等条件。

第十一条　医疗机构临床实验室应当建立健全并严格执行各项规章制度，严格遵守相关技术规范和标准，保证临床检验质量。

第十二条　医疗机构临床实验室专业技术人员应当具有相应的专业学历，并取得相应专业技术职务任职资格。二级以上医疗机构临床实验室负责人应当经过省级以上卫生行政部门组织的相关培训。

第十三条　医疗机构临床实验室应当有专（兼）职人员负责临床检验质量和临床实验室安全管理。

第十四条　医疗机构临床实验室应当按照卫生部规定的临床检验项目和临床检验方法开展临床检验工作。医疗机构不得使用卫生部公布的停止临床应用的临床检验项目和临床检验方法开展临床检验工作。临床检验项目和停止临床应用的临床检验项目由卫生部另行公布。卫生部定期发布新的临床检验项目和临床检验方法。

第十五条　医疗机构临床实验室应当有分析前质量保证措施，制订患者准备、标本采集、标本储存、标本运送、标本接收等标准操作规程，并由医疗机构组织实施。

第十六条　医疗机构临床实验室应当建立临床检验报告发放制度，保证临床检验报告的准确、及时和信息完整，保护患者隐私。

第十七条　临床检验报告内容应当包括以下几点。

（一）实验室名称、患者姓名、性别、年龄、住院病历或者门诊病历号。

（二）检验项目、检验结果和单位、参考范围、异常结果提示。

（三）操作者姓名、审核者姓名、标本接收时间、报告时间。

（四）其他需要报告的内容。

第十八条　临床检验报告应当使用中文或者国际通用的、规范的缩写。保存期限按照有关规定执行。

第十九条　诊断性临床检验报告应当由执业医师出具。乡、民族乡、镇的医疗机构临床实验室诊断性临床检验报告可以由执业助理医师出具。

第二十条　医疗机构临床实验室应当提供临床检验结果的解释和咨询服务。

第二十一条　非临床实验室不得向临床出具临床检验报告，不得收取相应检验费用。

第三章　医疗机构临床实验室质量管理

第二十二条　医疗机构应当加强临床实验室质量控制和管理。医疗机构临床实验室应当制订并严格执行临床检验项目标准操作规程和检验仪器的标准操作、维护规程。

第二十三条　医疗机构临床实验室使用的仪器、试剂和耗材应当符合国家有关规定。

第二十四条　医疗机构临床实验室应当保证检测系统的完整性和有效性，对需要校准的检验仪器、检验项目和对临床检验结果有影响的辅助设备定期进行校准。

第二十五条　医疗机构临床实验室应当对开展的临床检验项目进行室内质量控制，绘制质量控制图。出现质量失控现象时，应当及时查找原因，采取纠正措施，并详细记录。

第二十六条　医疗机构临床实验室室内质量控制主要包括质控品的选择，质控品的数量，质控频度，质控方法，失控的判断规则，失控时原因分析及处理措施，质控数据管理要求等。

第二十七条　医疗机构临床实验室定量测定项目的室内质量控制标准按照《临床实验室定量测定室内质量控制指南》（GB/20032302-T-361）执行。

第二十八条　医疗机构临床实验室应当参加室间质量评价机构组织的临床检验室间质量评价。

第二十九条　医疗机构临床实验室参加室间质量评价应当按照常规临床检验方法与临床检验标本同时进行，不得另选检测系统，保证检验结果的真实性。医疗机构临床实验室对于室间质量评价不合格的项目，应当及时查找原因，采取纠正措施。医疗机构应当对床旁临床检验项目与临床实验室相同临床检验项目常规临床检验方法进行比对。

第三十条　医疗机构临床实验室应当将尚未开展室间质量评价的临床检验项目与其他临床实验室的同类项目进行比对，或者用其他方法验证其结果的可靠性。临床检验项目比对有困难时，医疗机构临床实验室应当对方法学进行评价，包括准确性、精密度、特异性、线性范围、稳定性、抗干扰性、参考范围等，并有质量保证措施。

第三十一条　医疗机构临床实验室室间质量评价标准按照《临床实验室室间质量评价要求》（GB/20032301-T-361）执行。

第三十二条　医疗机构临床实验室应当建立质量管理记录，包括标本接收、标本储存、标本处理、仪器和试剂及耗材使用情况、校准、室内质控、室间质评、检验结果、报告发放等内容。质量管理记录保存期限至少为 2 年。

第四章　医疗机构临床实验室安全管理

第三十三条　医疗机构应当加强临床实验室生物安全管理。医疗机构临床实验室生物安全管理要严格执行《病原微生物实验室生物安全管理条例》等有关规定。

第三十四条　医疗机构临床实验室应当建立并严格遵守生物安全管理制度与安全操作规程。

第三十五条　医疗机构应当对临床实验室工作人员进行上岗前安全教育，并每年进行生物安全防护知识培训。

第三十六条　医疗机构临床实验室应当按照有关规定，根据生物危害风险，保证生物安全防护水平达到相应的生物安全防护级别。

第三十七条　医疗机构临床实验室的建筑设计应当符合有关标准，并与其生物安全防护级别相适应。

第三十八条　医疗机构临床实验室应当按照生物防护级别配备必要的安全设备和个人防护用品，保证实验室工作人员能够正确使用。

第三十九条　医疗机构病原微生物样本的采集、运输、储存严格按照《病原微生物实验室生物安全管理条例》等有关规定执行。

第四十条　医疗机构临床实验室应当严格管理实验标本及实验所需的菌（毒）种，对于高致病性病原微生物，应当按照《病原微生物实验室生物安全管理条例》规定，送至相应级别的生物安全实验室进行检验。

第四十一条　医疗机构临床实验室应当按照卫生部有关规定加强医院感染预防与控制工作。

第四十二条　医疗机构临床实验室应当按照《医疗废物管理条例》和《医疗卫生机构医疗废物管理办法》相关规定妥善处理医疗废物。

第四十三条　医疗机构临床实验室应当制订生物安全事故和危险品、危险设施等意外事故的预防措施和应急预案。

第五章　监督管理

第四十四条　医疗机构应当加强对临床实验室的日常管理。

第四十五条　医疗机构有下列情形之一的，由县级以上地方卫生行政部门按照《医疗机构管理条例》相关规定予以处罚。

（一）未按照核准登记的医学检验科下设专业诊疗科目开展临床检验工作。

（二）未按照相关规定擅自新增医学检验科下设专业。

（三）超出已登记的专业范围开展临床检验工作。

第四十六条　县级以上卫生行政部门应当对辖区内医疗机构临床实验室的管理、质量与安全等情况进行监督检查，发现存在质量问题或者安全隐患时，应当责令医疗机构立即整改。

第四十七条　县级以上卫生行政部门接到对医疗机构临床实验室的举报、投诉后，应当及时核查并依法处理。

第四十八条　县级以上卫生行政部门履行监督检查职责时，有权采取下列措施。

（一）对医疗机构临床实验室进行现场检查，了解情况，调查取证。

（二）查阅或者复制临床实验室质量和安全管理的有关资料，采集、封存样品。

（三）责令违反本办法及有关规定的医疗机构临床实验室及其人员停止违法违规行为。

（四）对违反本办法及有关规定的行为进行查处。

第四十九条　卫生部可以委托卫生部临床检验中心等有关组织对医疗机构临床实验室的检验质量和安全管理进行检查与指导。省级卫生行政部门可以委托具有室间质量评价能力的省级临床检验中心或者有关其他组织对辖区内医疗机构临床实验室的检验质量和安全管理进行检查与指导。

受卫生行政部门委托的临床检验中心或者有关其他组织，在检查和指导中发现医疗机构临床实验室存在检验质量和安全管理问题时，应当及时向委托的卫生行政部门报告，并提出改进意见。

第五十条　医疗机构应当对卫生行政部门及其委托的临床检验中心或者其他组织开展的对临床实验室的检查和指导予以配合，不得拒绝和阻挠，不得提供虚假材料。

第五十一条　省级以上卫生行政部门应当及时将医疗机构临床实验室的质量、安全管理等情况进行通报或公告。

省级卫生行政部门应当将上一年度对辖区内医疗机构临床实验室的质量、安全管理通报或公告情况，于每年 3 月 31 日前报卫生部。

第五十二条　室间质量评价机构应当定期将医疗机构临床实验室室间质量评价情况，向卫生部和为该医疗机构核发《医疗机构执业许可证》的卫生行政部门报告。

第六章　附则

第五十三条　本办法中下列用语的含义。

室间质量评价　利用实验室间的比对确定实验室的检测能力。

实验室间比对　按照预先规定的条件，由两个或多个实验室对相同或类似检测物品进行检测的组织、实施和评价。

室内质量控制　实验室为了监测和评价本室工作质量，决定常规检验报告能否发出所采取的一系列检查、控制手段，旨在检测和控制本室常规工作的精密度，并检测其准确度的改变，提高本室常规工作中批间和日间标本检测的一致性。

质量控制图　对过程质量加以测定、记录，从而进行评估并监查过程是否处于控制状态的一种统计方法设计的图，图上有中心线、上控制界限和下控制界限，并有按时间顺序抽取的样本统计量值的描点序列。

第五十四条　特殊临床检验项目的管理由卫生部另行规定。

第五十五条　本办法由卫生部负责解释。

第五十六条　本办法自 2006 年 6 月 1 日起施行。

附录 B 医疗机构临床基因扩增检验实验室管理办法

第一章 总则

第一条 为规范医疗机构临床基因扩增检验实验室管理，保障临床基因扩增检验质量和实验室生物安全，保证临床诊断和治疗科学性、合理性，根据《医疗机构管理条例》、《医疗机构临床实验室管理办法》和《医疗技术临床应用管理办法》，制订本办法。

第二条 临床基因扩增检验实验室是指通过扩增检测特定的 DNA 或 RNA，进行疾病诊断、治疗监测和预后判定等的实验室，医疗机构应当集中设置，统一管理。

第三条 本办法适用于开展临床基因扩增检验技术的医疗机构。

第四条 卫生部负责全国医疗机构临床基因扩增检验实验室的监督管理工作。各省级卫生行政部门负责所辖行政区域内医疗机构临床基因扩增检验实验室的监督管理工作。

第五条 以科研为目的的基因扩增检验项目不得向临床出具检验报告，不得向患者收取任何费用。

第二章 实验室审核和设置

第六条 医疗机构向省级卫生行政部门提出临床基因扩增检验实验室设置申请，并提交以下材料。

（一）《医疗机构执业许可证》复印件。

（二）医疗机构基本情况，拟设置的临床基因扩增检验实验室平面图以及拟开展的检验项目、实验设备、设施条件和有关技术人员资料。

（三）对临床基因扩增检验的需求以及临床基因扩增检验实验室运行的预测分析。

第七条 省级临床检验中心或省级卫生行政部门指定的其他机构（以下简称省级卫生行政部门指定机构）负责组织医疗机构临床基因扩增检验实验室的技术审核工作。

第八条 省级临床检验中心或省级卫生行政部门指定机构应当制订医疗机构临床基因扩增检验实验室技术审核办法，组建各相关专业专家库，按照《医疗机构临床基因扩增检验工作导则》对医疗机构进行技术审核。技术审核办法报请省级卫生行政部门同意后实施。

第九条 医疗机构通过省级临床检验中心或省级卫生行政部门指定机构组织的技术审核的，凭技术审核报告至省级卫生行政部门进行相应诊疗科目项下的检验项目登记备案。

第十条 省级卫生行政部门应当按照《医疗机构临床实验室管理办法》和《医疗机构临床检验项目目录》开展医疗机构临床基因扩增检验项目登记工作。

第十一条　基因扩增检验实验室设置应符合国家实验室生物安全有关规定。

第三章　实验室质量管理

第十二条　医疗机构经省级卫生行政部门临床基因扩增检验项目登记后，方可开展临床基因扩增检验工作。

第十三条　医疗机构临床基因扩增检验实验室应当按照《医疗机构临床基因扩增检验工作导则》，开展临床基因扩增检验工作。

第十四条　医疗机构临床基因扩增检验实验室人员应当经省级以上卫生行政部门指定机构技术培训合格后，方可从事临床基因扩增检验工作。

第十五条　医疗机构临床基因扩增检验实验室应当按照《医疗机构临床基因扩增检验工作导则》开展实验室室内质量控制，参加卫生部临床检验中心或指定机构组织的实验室室间质量评价。卫生部临床检验中心或指定机构应当将室间质量评价结果及时通报医疗机构和相应省级卫生行政部门。

第四章　实验室监督管理

第十六条　省级临床检验中心或省级卫生行政部门指定机构按照《医疗机构临床基因扩增检验工作导则》对医疗机构临床基因扩增检验实验室的检验质量进行监测，并将监测结果报省级卫生行政部门。

第十七条　省级以上卫生行政部门可以委托临床检验中心或者其他指定机构对医疗机构临床基因扩增检验实验室进行现场检查。现场检查工作人员在履行职责时应当出示证明文件。在进行现场检查时，检查人员有权调阅有关资料，被检查医疗机构不得拒绝或隐瞒。

第十八条　省级以上卫生行政部门指定机构对室间质量评价不合格的医疗机构临床基因扩增检验实验室提出警告。对于连续 2 次或者 3 次中有 2 次发现临床基因扩增检验结果不合格的医疗机构临床基因扩增检验实验室，省级卫生行政部门应当责令其暂停有关临床基因扩增检验项目，限期整改。整改结束后，经指定机构组织的再次技术审核合格后，方可重新开展临床基因扩增检验项目。

第十九条　对于擅自开展临床基因检验项目的医疗机构，由省级卫生行政部门依据《医疗机构管理条例》第四十七条和《医疗机构管理条例实施细则》第八十条处罚，并予以公告。公告所需费用由被公告医疗机构支付。

第二十条　医疗机构临床基因扩增检验实验室出现以下情形之一的，由省级卫生行政部门责令其停止开展临床基因扩增检验项目，并予以公告，公告所需费用由被公告医疗机构支付。

（一）开展的临床基因扩增检验项目超出省级卫生行政部门核定范围的；

（二）使用未经国家药品监督管理局批准的临床检验试剂开展临床基因扩增检验的；

（三）在临床基因扩增检验中未开展实验室室内质量控制的；

（四）在临床基因扩增检验中未参加实验室室间质量评价的；

（五）在临床基因扩增检验中弄虚作假的；

（六）以科研为目的的基因扩增检验项目向患者收取费用的；

（七）使用未经培训合格的专业技术人员从事临床基因扩增检验工作的；

（八）严重违反国家实验室生物安全有关规定或不具备实验室生物安全保障条件的。

第五章　附则

第二十一条　本办法自发布之日起施行。《临床基因扩增检验实验室管理暂行办法》（卫医发〔2002〕10 号）同时废止。

附件：医疗机构临床基因扩增检验实验室工作导则

二〇一〇年十二月六日

附件

医疗机构临床基因扩增检验实验室工作导则

一、临床基因扩增检验实验室的设计

（一）临床基因扩增检验实验室区域设计原则。原则上临床基因扩增检验实验室应当设置以下区域：试剂储存和准备区、标本制备区、扩增区、扩增产物分析区。这4个区域在物理空间上必须是完全相互独立的，各区域无论是在空间上还是在使用中，应当始终处于完全的分隔状态，不能有空气的直接相通。根据使用仪器的功能，区域可适当合并。例如使用实时荧光 PCR 仪，扩增区、扩增产物分析区可合并；采用样本处理、核酸提取及扩增检测为一体的自动化分析仪，则标本制备区、扩增区、扩增产物分析区可合并。各区的功能是：

1. 试剂储存和准备区：贮存试剂的制备、试剂的分装和扩增反应混合液的准备，以及离心管、吸头等消耗品的贮存和准备。

2. 标本制备区：核酸（RNA、DNA）提取、贮存及其加入至扩增反应管。对于涉及临床样本的操作，应符合生物安全二级实验室防护设备、个人防护和操作规范的要求。

3. 扩增区：cDNA 合成、DNA 扩增及检测。

4. 扩增产物分析区：扩增片段的进一步分析测定，如杂交、酶切电泳、变性高效液相分析、测序等。

（二）临床基因扩增检验实验室的空气流向。临床基因扩增检验实验室的空气流向可按照试剂储存和准备区→标本制备区→扩增区→扩增产物分析区进行，防止扩增产物顺空气气流进入扩增前的区域。可按照从试剂储存和准备区→标本制备区→扩增区→扩增产物分析区方向空气压力递减的方式进行。可通过安装排风扇、负压排风装置或其他可行的方式实现。

（三）工作区域仪器设备配置标准。

1. 试剂储存和准备区。

(1) 2～8℃和 -20℃以下冰箱。

(2) 混匀器。

(3) 微量加样器（覆盖 0.2～1000μl）。

(4) 可移动紫外灯（近工作台面）。

(5) 消耗品：一次性手套、耐高压处理的离心管和加样器吸头。

(6) 专用工作服和工作鞋（套）。

(7) 专用办公用品。

2. 标本制备区。

(1) 2～8℃冰箱、–20℃或 –80℃冰箱。

(2) 高速离心机。

(3) 混匀器。

(4) 水浴箱或加热模块。

(5) 微量加样器（覆盖 0.2～1000μl）。

(6) 可移动紫外灯（近工作台面）。

(7) 生物安全柜。

(8) 消耗品：一次性手套、耐高压处理的离心管和加样器吸头（带滤芯）。

(9) 专用工作服和工作鞋（套）。

(10) 专用办公用品。

(11) 如需处理大分子 DNA，应当具有超声波水浴仪。

3. 扩增区。

(1) 核酸扩增仪。

(2) 微量加样器（覆盖 0.2～1000μl）（视情况定）。

(3) 可移动紫外灯（近工作台面）。

(4) 消耗品：一次性手套、耐高压处理的离心管和加样器吸头（带滤芯）。

(5) 专用工作服和工作鞋。

(6) 专用办公用品。

4. 扩增产物分析区。

视检验方法不同而定，基本配置如下：

(1) 微量加样器（覆盖 0.2～1000μl）。

(2) 可移动紫外灯（近工作台面）。

(3) 消耗品：一次性手套、加样器吸头（带滤芯）。

(4) 专用工作服和工作鞋。

(5) 专用办公用品。

上述各区域仪器设备配备为基本配备，实验室应当根据自己使用的扩增检测技术或试剂的特点，对仪器设备进行必要的增减。

二、临床基因扩增检验实验室工作基本原则

（一）进入各工作区域应当严格按照单一方向进行，即试剂储存和准备区→标本制备区→扩增区→扩增产物分析区。

（二）各工作区域必须有明确的标记，不同工作区域内的设备、物品不得混用。

（三）不同的工作区域使用不同的工作服（例如不同的颜色）。工作人员离开各工作区域时，不得将工作服带出。

（四）实验室的清洁应当按试剂贮存和准备区→标本制备区→扩增区→扩增产物分析

区的方向进行。不同的实验区域应当有其各自的清洁用具以防止交叉污染。

（五）工作结束后，必须立即对工作区进行清洁。工作区的实验台表面应当可耐受诸如次氯酸钠的化学物质的消毒清洁作用。实验台表面的紫外照射应当方便有效。由于紫外照射的距离和能量对去污染的效果非常关键，因此可使用可移动紫外灯（254nm 波长），在工作完成后调至实验台上 60～90cm 内照射。由于扩增产物仅几百或几十碱基对（bp），对紫外线损伤不敏感，因此紫外照射扩增片段需延长照射时间，最好是照射过夜。

（六）实验室的安全工作制度或安全标准操作程序，所有操作符合《实验室生物安全通用要求》（GB19489-2008）。

三、临床基因扩增检验实验室各区域工作注意事项

（一）试剂储存和准备区。贮存试剂和用于标本制备的消耗品等材料应当直接运送至试剂贮存和准备区，不能经过扩增检测区，试剂盒中的阳性对照品及质控品不应当保存在该区，应当保存在标本处理区。

（二）标本制备区。由于在样本混合、核酸纯化过程中可能会发生气溶胶所致的污染，可通过在本区内设立正压条件，避免从邻近区进入本区的气溶胶污染。为避免样本间的交叉污染，加入待测核酸后，必须盖好含反应混合液的反应管。对具有潜在传染危险性的材料，必须在生物安全柜内开盖，并有明确的样本处理和灭活程序。

（三）扩增区。为避免气溶胶所致的污染，应当尽量减少在本区内的走动。需注意的是，所有经过检测的反应管不得在此区域打开。

（四）扩增产物分析区。核酸扩增后产物的分析方法多种多样，如膜上或微孔板或芯片上探针杂交方法（放射性核素标记或非放射性核素标记）、直接或酶切后琼脂糖凝胶电泳、聚丙烯酰胺凝胶电泳、Southern 转移、核酸测序方法、质谱分析等。本区是最主要的扩增产物污染来源，因此需注意避免通过本区的物品及工作服将扩增产物带出。在使用 PCR-ELISA 方法检测扩增产物时，必须使用洗板机洗板，废液必须收集至 1mol/L HCl 中，并且不能在实验室内倾倒，而应当至远离 PCR 实验室的地方弃掉。用过的吸头也必须放至 1mol/L HCl 中浸泡后再放到垃圾袋中按程序处理，如焚烧。

由于本区有可能会用到某些可致基因突变和有毒物质如溴化乙锭、丙烯酰胺、甲醛或放射性核素等，故应当注意实验人员的安全防护。

附录 C　福建省卫生健康委员会关于进一步加强 医疗机构临床基因扩增检验实验室管理的通知

闽卫医政函〔2019〕900 号

各设区市卫健委、平潭综合实验区社会事业局，委直属各医疗单位，福建医科大学、中医药大学各附属医院，省临床检验中心：

为进一步落实《医疗机构临床基因扩增检验实验室管理办法》（卫办医政发〔2010〕194 号，以下简称《办法》）《医疗机构临床实验室管理办法》（卫医发〔2006〕73 号）》，加强医疗机构临床基因扩增实验室管理，规范临床基因扩增检验行为，保障医疗质量和安全，现将有关事项通知如下：

一、进一步规范技术备案管理

医疗机构拟开展临床基因扩增检验技术，应按照《办法》规定通过技术审核，并向核发其《医疗机构执业许可证》的卫生健康行政部门备案。省卫健委指定福建省临床检验中心（以下简称省临检中心）为我省医疗机构临床基因扩增检验技术的技术审核机构。省临检中心应按照国家出台的《医疗机构临床基因扩增检验工作导则》（以下简称《导则》）对医疗机构临床基因扩增检验实验室进行技术审核，并开展日常监督检查等相关工作。

二、进一步明确技术审核流程

医疗机构临床基因扩增检验实验室的技术审核包括首次技术审核、迁址审核、扩项审核。

（一）实验室首次技术审核

拟设置临床基因扩增检验实验室的医疗机构应向省临检中心提交书面的技术审核申请。省临检中心应当依据《导则》等相关要求组织技术审核，将技术审核结果书面告知实验室所在医疗机构，审核合格的，由医疗机构向核发《医疗机构执业许可证》的卫生健康行政部门备案。

（二）实验室迁址、扩项审核

医疗机构因工作需要拟变更临床基因扩增检验实验室地址或增加临床基因扩增检验项目，应在新实验室启用或开展新项目前一个月，向省临检中心提交迁址或扩项技术审核申请，省临检中心组织技术审核，审核通过后书面告知，医疗机构凭书面告知向核发《医疗机构执业许可证》的卫生健康行政部门备案。

省临检中心应按年度向省卫健委报告全省技术审核情况，并在其网站（fccl.clinet..cn）公布通过技术审核的临床基因扩增检验实验室的相关信息。

三、进一步加强监督管理

医疗机构应当集中设置临床基因扩增检验实验室，统一管理。同一检测项目不得在一个医疗机构的不同实验室开展。以科研为目的的基因扩增检验项目不得向临床出具检验报告，不得向患者收取任何费用。

省临检中心应组织专家对通过技术审核的临床基因扩增检验实验室按照《导则》等相关要求进行监督检查，对临床基因扩增检验实验室实施动态管理。各设区市临床检验质控中心协助省临床检验中心开展相关工作，并可根据各地实际情况进行监督管理。

福建省卫生健康委员会

2019 年 12 月 18 日

附录 D 福建省医疗机构临床基因扩增检验实验室技术审核及监督检查暂行办法

第一章 总则

第一条 医疗机构应当集中设置临床基因扩增检验实验室，统一管理。

第二条 同一检测项目不得在一个医疗机构的不同实验室开展，以科研为目的的基因扩增检验项目不得向临床出具检验报告，不得向患者收取任何费用。

第三条 医疗机构临床基因扩增检验实验室的技术审核包括实验室首次技术审核、迁址审核、扩项审核。

第二章 实验室首次技术审核

第四条 拟申请设置临床基因扩增检验实验室的医疗机构需向所在设区市临床检验（质量控制）中心提出申请并提交相关申请材料。

第五条 设区市临床检验（质量控制）中心收到申请后进行审核，审核含书面材料审核及现场实地察看（需要时），审核通过后，同意其试运行，试运行有效期为 6 个月；审核未通过，退回重新申报。

第六条 设区市临床检验（质量控制）中心组织专家对试运行期间的实验室进行现场技术审核，并向省临床检验中心递交技术审核报告及意见函。省临床检验中心根据设区市临床检验（质量控制）中心提交的审核报告及意见函，结合实验室递交的申请材料进行技术审核，审核结果书面通知实验室。

第七条 省临床检验中心按年度向省卫健委报告首次技术审核情况。

第三章 实验室迁址审核

第八条 医疗机构因工作需要拟变更临床基因扩增检验实验室地址，应在新实验室启用前一个月向所在设区市临床检验（质量控制）中心提交申请。

第九条 设区市临床检验（质量控制）中心收到申请后进行审核，审核含书面材料审核及现场技术审核（需要时），审核通过给予登记备案。审核不通过，需整改后重新申请，仍不通过者，不得在新实验室开展临床基因扩增检验。

第十条 设区市临床检验（质量控制）中心按年度向省临检中心报告迁址技术审核情况，省临床检验中心汇总报告省卫健委。

第四章　实验室扩项审核

第十一条　医疗机构因工作需要拟增加临床基因扩增检验项目，应在开展新项目前一个月向所在设区市临床检验（质量控制）中心提交申请。

第十二条　设区市临床检验（质量控制）中心收到申请后进行审核，审核含书面材料审核及现场技术审核（需要时），审核通过给予登记备案。审核不通过，需整改后重新申请，仍不通过，不得开展相应项目。

第十三条　设区市临床检验（质量控制）中心按年度向省临检中心报告扩项技术审核情况，省临床检验中心汇总报告省卫健委。

第五章　监督检查

第十四条　省临床检验中心定期组织专家对通过技术审核的临床基因扩增检验实验室进行监督检查，对存在问题整改不到位或存在严重缺陷的实验室，省临床检验中心实时上报省卫健委建议取消其开展临床基因扩增检验的资质。

第十五条　省临床检验中心不定期进行飞行检查，作为监督检查的必要补充。

第十六条　设区市临床检验（质量控制）中心可根据本地实际情况制订相关规范以加强实验室管理，并定期对辖区内实验室进行监督检查，检查情况按年度抄送省临床检验中心及所在地市卫健委。

第十七条　省临床检验中心按年度向省健委报告监督检查情况及各设区市日常管理情况。

第六章　附则

第十八条　省级医疗机构只需向省临床检验中心递交申请。

第十九条　医疗机构临床基因扩增检验实验室因实际情况需停止（暂停）实验室运行，应同时向省临床检验中心和所在设区市临床检验（质量控制）中心提交书面报告。

第二十条　凡涉及基因扩增检验的技术均适用本审核办法。

第二十一条　涉及高通量测序技术的实验室设置申请及技术审核按照国家、行业的相关规定进行。

第二十二条　省临床检验中心根据临床基因扩增检验技术的发展和实际情况对本办法的相关申请材料和表格进行适时更新，以省临床检验中心网站（fjccl.clinet.cn）公布的最新内容为准。

第二十三条　通过技术审核的临床基因扩增检验实验室的相关信息将定期在省临床检验中心网站（fjccl.clinet.cn）公布。

第二十四条　本审核办法自发布之日起执行，由省临床检验中心负责解释。

附录 E　福建省医疗机构临床基因扩增检验实验室技术审核申请表

一、申请单位基本信息

单位名称		科室	
地址		邮政编码	
院内地址			
法定代表人		医院等级	
实验室负责人		联系电话	
联系人		联系电话	

实验室总人数：_____名，已获 PCR 上岗证人数：_____名（至少 2 名，附上岗证复印件）。其中初级职称人员_____名，中级职称人员_____名，副高级职称人员_____名，高级职称人员_____名

二、需提交的材料

序　号	材料名称
1	技术审核申请表（加盖医疗机构公章）
2	《医疗机构执业许可证》复印件
3	二级生物安全实验室备案凭证（复印件）
4	拟设置基因扩增检验实验室医疗机构的医疗卫生资源状况、对临床基因扩增检验的需求情况以及实验室运行的预测分析
5	拟设基因扩增检验实验室的设置平面图
6	实验室通风系统设置说明
7	实验室主要负责人简历表（附表1）
8	实验室工作人员一览表（附表2）
9	主要仪器设备表（附表3）
10	拟开展的临床基因扩增检验项目（附表4）
11	实验室质量体系文件

（续表）

序　号	材料名称
12	拟开展的临床基因扩增检验项目的性能验证报告
13	拟开展的临床基因扩增检验项目报告样单
14	其他有关质量文件名称或证明材料（试剂的三证及说明书，仪器设备的三证，上岗证复印件，技术人员在职证明，相关培训证明、相关记录表格等）

三、申请单位意见

申请单位（盖章）：

年　月　日

附录表 E-1
实验室负责人简历表

姓　名		性　别		出生年月		年　龄	
学历学位		职　务			职称		
所学专业		毕业院校			毕业时间		

工作简历：

主要著作及成果：

附录表 E-2　实验室工作人员一览表

序　号	姓　名	性　别	年　龄	学历（学位）	职　务	职　称	所学专业	毕业时间	从事本专业时间	培训合格证书号	备　注

附录表 **E-3**　主要仪器设备一览表

序　号	仪器设备名称及编号	型号规格	数　量	生产厂家	购买日期	备　注	
						存放地点	负责人

附录表 **E-4**　拟开展的临床基因扩增检验项目

项　目	方　法	标本类型	预计样本量（例／月）	备　注

附录 F 福建省医疗机构临床基因扩增检验实验室迁址技术审核申请表

一、申请单位基本信息

单位名称		科室	
地址		邮政编码	
实验室负责人		联系电话	
联系人		联系电话	
通过技术审核时间			
	□迁址 □原址改扩建 □新增		
实验室院内旧址			
实验室院内新址			

二、已开展的临床基因扩增检验项目

序　号	检验项目名称	方　法	备　注

三、需提交的材料

序 号	材料名称
1	迁址技术审核申请表（加盖医疗机构公章）
2	《医疗机构执业许可证》（复印件）
3	二级生物安全实验室备案凭证（复印件）
4	实验室平面图、通风系统设置说明
5	为适应新实验室所修改或增加的程序文件、SOP 及相关记录表格

四、申请单位意见

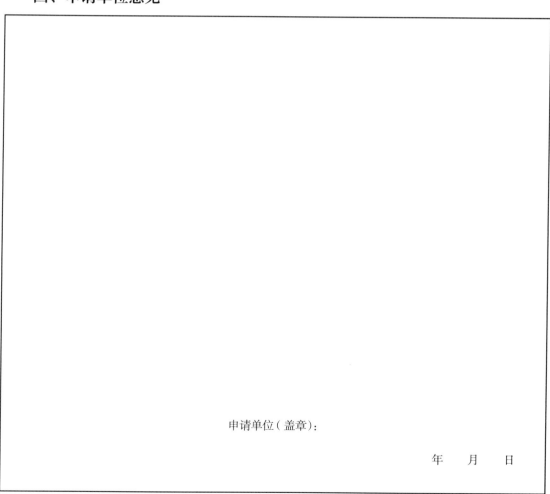

申请单位（盖章）：

年 月 日

附录 G 福建省医疗机构临床基因扩增检验实验室扩项技术审核申请表

一、申请单位基本信息

单位名称		科室	
地址		邮政编码	
实验室负责人		联系电话	
联系人		联系电话	

通过技术审核时间

实验室院内地址

实验室总人数：_____名，已获 PCR 上岗证人数：_____名（附上岗证复印件）。其中初级职称人员_____名，中级职称人员_____名，副高级职称人员_____名，高级职称人员_____名

二、已开展的临床基因扩增检验项目

序 号	检验项目	方 法	样本类型	备 注

三、需增加的临床基因扩增检验项目

序 号	检验项目	方 法	样本类型	预计样本量（例／月）	备 注

四、需提交的材料

序 号	材料名称
1	扩项技术审核申请表（加盖医疗机构公章）
2	实验室平面图、通风系统设置说明
3	主要仪器设备表
4	与所增加项目相关的程序文件、SOP 及相关记录表格，包括但不限于 (1) 申请增加项目的样品采集操作规程（可在原有的操作规程中补充） (2) 申请增加项目的样品接收、保存操作规程（可在原有的操作规程中补充） (3) 申请增加项目的检测操作、质控等规程 (4) 专用于增加项目检测的仪器使用、维护、校准操作规程等
5	申请增加项目的检验报告样单
6	申请增加项目的性能验证报告
7	增加项目所用的检测体系包含的试剂说明书及三证复印件、仪器设备三证复印件、数据分析软件注册证复印件等；上岗证复印件、技术人员在职证明、相关培训证明等

五、申请单位意见

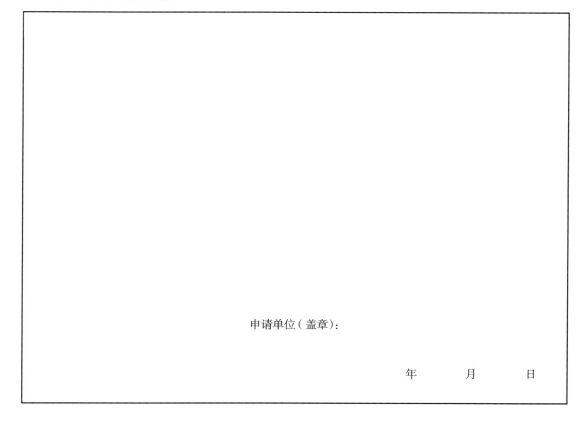

申请单位（盖章）：

年　　　　月　　　　日